T0255891

Manfred Schmidbauer

Der gitterlose Käfig

Wie unser Gehirn die Realität erschafft

SpringerWienNewYork

Univ.-Doz. Dr. Manfred Schmidbauer
Primarius der Neurologischen Abteilung
am Krankenhaus Lainz, Wien

Gefördert durch die Kulturabteilung der Stadt Wien,
Wissenschafts- und Forschungsförderung

Produkthaftung: Sämtliche Angaben in diesem Fachbuch erfolgen trotz sorgfäl-
tiger Bearbeitung und Kontrolle ohne Gewähr. Insbesondere Angaben über
Dosierungsanweisungen und Applikationsformen müssen vom jeweiligen Anwender im Einzelfall anhand anderer Literaturstellen auf ihre Richtigkeit über-
prüft werden. Eine Haftung des Autors oder des Verlages aus dem Inhalt dieses
Werkes ist ausgeschlossen.

Umschlagbild: Schematisches Gehirnmodell
mit Tumorinfiltration/M. Schmidbauer
Satz: Composition & Design Services, Minsk 220027, Belarus
Druck: G. Grasl Ges.m.b.H., A-2540 Bad Vöslau
Gedruckt auf säurefreiem, chlorfrei gebleichtem Papier – TCF
Mit 26 Abbildungen
SPIN: 11011965

Bibliografische Information der Deutschen Bibliothek
Die Deutsche Bibliothek verzeichnet diese Publikation in der Deutschen
Nationalbibliografie; detaillierte bibliografische Daten sind im Internet über
http://dnb.ddb.de abrufbar.

ISBN 3-211-20319-2 Springer-Verlag Wien New York

Gewidmet allen,
die mich hierher begleitet haben

Vorwort

Realität scheint etwas Allgemeingültiges, Unzweifelhaftes, und
dennoch tun sich Abgründe auf zwischen den Realitäten der
Menschen, in denen das individuelle Glück stürzen und fallen kann. Ich habe hier versucht, unsere Realitätsbildung in
Gesundheit und Krankheit neurobiologisch zu analysieren und
aufzuzeigen, wodurch unsere Realitätsgewissheit bestimmt
wird, wie sie uns beengt und warum sie zum gitterlosen Käfig
werden kann. Diese Ausführungen wenden sich an eine brei-
tere, sachinteressierte Leserschaft, und es ist das Ziel, Beziehungen zwischen empirischen Verhaltensphänomenen und
ihren „Gehirnmechanismen" aufzuzeigen.
Die Anregung zu diesem Buch kam von meinen Patienten.
Ich verdanke ihnen auch die kursiven Textpassagen und einen
Teil der Abbildungen (Abb. 8–23). Die übrigen Abbildungen
(Abb. 1–7, und 24–26) und das Bild für den Umschlag stammen
von mir. Viele Krankengeschichten und die Etappen individueller Lebenskrisen aus etwa einem Jahrzehnt meiner Facharzt-
tätigkeit sind in das Manuskript eingeflossen. Freunde und
Vertraute haben mir mit ihrem Urteil und ihren Anregungen
während der Arbeit Anteilnahme und Liebe bewiesen, und
meiner Frau Lydia und meinen Kindern Caroline und Victor
danke ich für viele Stunden langmütiger Geduld. Von Beginn
an hat Herr Raimund Petri-Wieder vom Springer-Verlag das
Projekt mit viel Initiative, pointierten Anregungen und anhal-
tender Unterstützung begleitet. Dafür meinen herzlichen Dank.
Einige Anmerkungen zur Verweissystematik: Fett Gedruck-
tes (1–21) verweist auf das Glossar (das neben Erklärungen
zentraler Begriffe auch Kurzinformationen zu Wissenschaftlern

und Philosophen enthält, die wesentlich beigetragen haben zur
Entwicklung der Neurowissenschaften). Die Abb. 1–7 enthal-
ten medizinische Schemata. Die von Patienten stammenden
Zeichnungen (Abb. 8–23) sind Beispiele für Ausdruckscharak-
teristika depressiver Befindlichkeitsstörungen. Literaturverweise
(Lit. 1–10) wurden auf das Wesentlichste beschränkt.

Ich hoffe, dass dieses Buch ein neurobiologisches Verständnis schafft für manche unserer Alltagsprobleme und Befindlichkeitsstörungen und für die Schwellenängste, die viele
Menschen in ihrem Leben empfinden und überwinden müssen,
um freier zu sein.

Wien, im Oktober 2003   *Manfred Schmidbauer*

Inhaltsverzeichnis

Einleitung

Ich habe dieses Manuskript nicht eigentlich geschrieben, sondern auf Zetteln und Diktatbändern gesammelt. Während vieler neurologischer Visiten, in den Bergen, auf einer Wüstentour, während langweiliger Abendgesellschaften, im Schlosspark von Schönbrunn und auf den Stadtbergen von Wien. Ich verdanke das meiste davon meinen Patienten und Menschen, die mir nahe stehen, an deren Schicksal ich teilhabe.

Es geht um die Frage, warum – und ganz besonders oft in der Mitte des Lebens – die Zeit zu rasen beginnt. Alles ist ja in Ordnung, und doch entsteht eine Unzufriedenheit, die man als ungerechtfertigt abschiebt oder wofür man mit mehr oder weniger Unglück Schuldige sucht. Man hat seine Pflicht erfüllt, alle Aufgaben brav erledigt, hatte bisher immer Glück, und doch ist man unzufrieden. Man ist erschöpft von Tätigkeit und langweilt sich zu Tode. Warum ist das so?

Vielleicht, weil man fliegen möchte, aber zu wissen glaubt, dass man keine Flügel hat und folglich auch nicht fliegen kann. Also das Gefühl, gefangen zu sein? Jeder von uns hat als Kind über eingesperrte Tiere geweint, und Rilkes Gedicht „Der Panther" berührt ein Leben lang mit den Worten: „Sein Blick ist vom Vorübergehn der Stäbe so müd geworden, dass er nichts mehr hält. Ihm ist, als ob es tausend Stäbe gäbe und hinter tausend Stäben keine Welt ..." Aber warum und wodurch sollten wir gefangen sein in einer freien Welt, in der wir das Glück haben zu leben? Das wäre uns doch aufgefallen. Wir empören uns ja unverzüglich gegen die Beschränkung unserer Freiheit, wo immer sie in Gittern und Fesseln gegenständlich wird, und wir rennen gegen Mauern, bis wir bluten. Aber es gibt auch

Gefängnisse der Vorstellung und des vermeintlichen Wissens. Wir zweifeln keinen Augenblick an der Gegebenheit unserer „Realität", wie sie uns die Erinnerung und der Verstand unter dem Titel „persönliche Erfahrung" vor die Nase pflanzen. Als ein virtuelles Theater gleichsam. Wir kämen gar nicht auf die Idee, hinter die Kulissen zu schauen, weil wir nicht vermuten, dass es dort etwas geben könnte, ein neues Leben, wo sich „Wissen" und „Erfahrung" nicht unverzüglich einmischen und alles in den Rahmen des schon Dagewesenen gezwungen wird – in aller Grausamkeit, aber unverdächtig, weil ganz im Sinn der Genfer Konvention strikt auf Gitter und Fesseln verzichtet wird.

Was ich darüber zu sagen habe, erlaubt sich kein Recht auf erhobenen Zeigefinger oder den Besitzanspruch auf die einzige Wahrheit, sondern ist eine ungekürzte Zweitniederschrift dessen, was mir in meinem Neurologendasein aufgefallen und klar geworden ist und was ich mir daraus als Lebensregel abgeleitet habe. Es ist nichts Abgeschlossenes, sondern mündet in das offene Ende eines Beduinenteppichs, der zwar zur Hochzeit fertig, aber als Zeichen lebendiger Liebe niemals vollendet sein soll. Verzeihen Sie bitte neurologisches Fachvokabular, wo es mir unvermeidlich schien, und lesen Sie über unklare neurobiologische Passagen hinweg. Was davon gebraucht wird, taucht an anderen Stellen – variierend beleuchtet – immer wieder auf. Der Inhalt wird in mehreren Durchgängen herausmodelliert, daher verstehen sich auch die einzelnen Kapitel nicht als abgeschlossene Textetappen mit striktem Stufenaufbau, sondern stehen durch viele rückbezügliche Anknüpfungen in Beziehung untereinander.

Kapitel I

Einiges über Hierarchien im Menschengehirn, ihre kleinen Inkonsequenzen und die Folgen – ein Vorgriff

Was wir Realität nennen und woran wir uns als solche gebunden fühlen, hat seinen Ursprung in unserem Gehirn – die neuronale Verarbeitung macht unsere Welt zu dem, was sie ist, und damit wird aus dem materiell Gleichen etwas ganz Verschiedenes – abhängig davon, ob wir es als Mensch oder als Wüstenspringmaus betrachten. Das Gehirn des Menschen lässt einen anatomischen Überbau in mehreren Etagen erkennen, und zwar auf der Basiskonstruktion des Reptiliengehirns. Eine Vorstellung, die an Sandwich-Bauweise und das Tier im Menschen denken lässt. Fest steht jedenfalls, die Natur ist nicht überall verschwenderisch. Sie hat bewährte Bau- und Funktionsprinzipien nicht einfach umgestoßen, um zu ganz anderen, neuen überzugehen, sondern sie hat alte Konstruktionen samt ihren Funktionen erhalten und in höherentwickelte Nervensysteme übernommen oder sie hat alte Bauprinzipien mit neuer Funktion erfüllt, eine neuroarchitektonische Altstruktursanierung gleichsam. So bildete sich eine anatomische und funktionelle Hierarchie von Funktionsebenen, und „ganz oben" stehen rationale Vernunft und Sprache.

Auch wenn diese Vorstellungen vereinfachen, so stimmt doch, dass wir in unserem Gehirn auf teils voneinander unabhängigen Ebenen Umweltaußen- und Körperinnenreize verarbeiten. Einerseits noch so, wie es schon die Reptilien taten und weiterhin tun, daneben und zum Teil gleichzeitig aber auch nach Menschenart. Das heißt, wir tun, was wir tun, nicht immer in

Harmonie zwischen allen Hirninstanzen, sondern oft auch ohne
Absprache. Die Hierarchie ist gleichsam an manchen Stellen
inkonsequent, es gibt gleichberechtigte Parallelkompetenzen,
so wie manchmal in bürokratischen Verwaltungen und mit
ähnlicher Konfusion als Folge. In unserem Gesamtverhalten
sind Disharmonie und Diskrepanz damit biologisch vorpro-
grammiert. Wo in unserer zerebralen Verarbeitungshierarchie ist nun
aber oben und wo unten? Beginnen wir mit dem Unten. Eine
Fundamentalleistung auch des menschlichen Gehirns, aber
„weit unterhalb" von Vernunft und Sprache, bilden die Emotionen. Wir wollen sehen, ob für sie dieses „Unten" in der Platz-
anweisung auch gerechtfertigt ist.

Zunächst, was sind Emotionen? Emotionen sind Motivations-
zustände, die uns auf unser Verhalten einstimmen und vorbereiten (Lit. 1). Sie sind im Leben und im Funktionsganzen des
Gehirns der Motor unserer Vitalität – im Positiven zur Erfüllung
von Lustwünschen und im Negativen als Schutzbeauftragter
für Fluchtaktionen. Fragt sich noch, wer diesem Weichensteller unseres Verhaltens die Richtungsimpulse gibt? Wodurch
das festgelegt wird, was uns so sehr bestimmt, uns treibt und
alle unsere Sinne ausrichtet. Einerseits, wie bei vielen anderen Lebewesen, sind das die Erfordernisse der Arterhaltung.
Wir brauchen nicht nachzudenken, ob uns jemand gefällt, ob
wir sie/ihn anziehend und wunderbar finden – wir tun es einfach, verhalten uns auch so, und die/der Gemeinte merkt das
auch fast immer ohne Verzug. Die Gewissheit, dass wir damit
das einzig Richtige tun, gibt uns wahrscheinlich ihr/sein
pheromoneller Code (Lit. 2), ein biologischer Ausweis gleichsam, der Gesundheitszustand, Dominanzstatus und biologische
Kapazität signalisiert. Pheromone sind geruchlose Stoffe, die
über ein Empfängersystem in der Nasenscheidewand aufge-
nommen werden. Das Ganze ist eine Art Parallelkonstruktion
zur „gewöhnlichen" Geruchswahrnehmung. Und die ist uns
im Gegensatz zu den Pheromonen auch bewusst und somit
sprachlich mitteilbar. Es war von der Natur nicht vorgesehen,

dass wir uns darüber Gedanken machen sollen, was die
Pheromone uns vermitteln – vielleicht eben, weil es Informationen von erster Wichtigkeit sind, die keinen langen Verstan-
deserörterungen und dem damit gewöhnlich verbundenen
endlosen Gerede unterzogen werden sollen. Die Entscheidung
trifft gleichsam unsere Nase, vorbei an bewussten Gerüchen
und deren umständlicher Beschreibung. Und die Nase entscheidet in direkter Absprache mit dem **limbischen System (1)**,
einer Hirnfunktionsebene, die es schon seit den Reptilien gibt
und der es wahrscheinlich zu danken sein wird, wenn die
Menschen nicht am blinden Vertrauen in ihren Verstand jäm-
merlich zugrunde gehen.

Ähnlich „zwingend" wie die Pheromone wirken aber auch
andere Sinneswahrnehmungen, die in der Art- und Selbsterhaltung eine Rolle spielen und die nicht immer ins Bewusstsein
treten. Wir sehen, hören, schmecken, fühlen, und unverzüglich stellt sich eine emotionale Motivation ein, für die es nur
Gegenwart, augenblickliches, momentanes Erleben gibt. Das
„totale Jetzt" als einzige Realität ohne Relativierung durch alles
Mögliche, was später noch passieren könnte. Im Zustand in-
stinkthaften Glücks möchte man das gar nicht wissen und
glaubt auch nicht ernsthaft daran, dass es je passieren könnte. Die Natur beschützt uns gleichsam im Zustand der Verzauberung vor allem „Wenn und Aber". Und all das teilt sich
anderen mit – ohne Worte – als mimisches, gestisches und
aktionsmotorisches Programm, als emotional stimmiges Verhalten eben; und das erkennt man zumeist „auf einen Blick" –
sofern man sich nicht von parallelen sprachlichen Vernebelun-
gen täuschen lässt, wäre hier im Vorgriff zu ergänzen.

Das war aber noch nicht alles, denn bis hierher wäre unsere
emotionale Sphäre nur ein steriles Hirnabenteuer, ein blasser
Tagtraum. Ist sie aber nicht, denn im Zweitweg sozusagen ak-
tivieren alle wirklich starken Emotionen den Rest des Organismus. So entsteht Gesamtverhalten – ausgelöst über die
Schnittstelle zwischen Gehirn und dem „Rest des Organismus", über den **Hypothalamus (2)** (Abb. 1). Der Hypothalamus

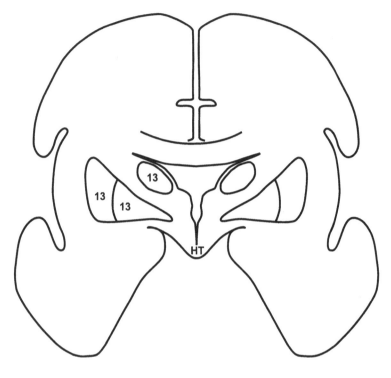

Abb. 1

beeinflusst den gesamten Organismus über Hormone oder
Hormonfreisetzungsfaktoren am Blutweg – eine archaische
Buschtrommel für lebenswichtige Nachrichten, lange bevor es
Nervensysteme im geläufigen Sinn überhaupt gab. Damit werden augenblicklich alle Körperfunktionen zum philharmoni-
schen Orchester im Konzert der Emotion. Unsere Gedanken
drehen sich beispielsweise im Zustand der Verliebtheit um den
geliebten Menschen, leuchten für Sekunden auf wie Stern-
schnuppen am Himmel über dem indischen Ozean, tauchen
plötzlich in noch so profanen Gedanken auf und vergolden und
durchstrahlen gleichsam alles, was wir denken und tun. Daher
der schöne, glücksversunkene Gesichtsausdruck von Verliebten in ungestörten Augenblicken, in die kein anderer Mensch

einbrechen kann, was immer er auch täte. Eigentlich sind es ja keine Gedanken, sondern das Beste aus unserer Erinnerung und Selbsterfahrung, aufgerufen durch die Emotion des gegenwärtigen Glücks. Es finden einander und vereinen sich alle glücklichen Inhalte der Vergangenheit und des Augenblicks. Aber damit noch nicht genug, das waren nur die Streicher im Orchester! Jetzt kommen die Bässe: Alle Stoffwechselfunktionen drehen sich gleichsam mit neuer Tourenzahl um den geliebten Menschen. Das können Sie jedem Liedertext entnehmen, der sich mit der Liebe auseinandersetzt – dass man nichts mehr will und braucht, wenn man verliebt ist, außer den geliebten Menschen – keinen Schlaf, kein Essen, keine Gesellschaft. Entsprechend sehen alle Verliebten auch schlagartig anders aus – sie sind plötzlich die Summe ihrer besten Möglichkeiten, vital, interessiert, aufgeschlossen, und das macht (verzeihen Sie, wenn die einfache Darstellung hohe Gefühle zu banalisieren scheint) eben die Schnittstelle zwischen Gehirn und „Restorganismus" – der Hypothalamus.

Bisher könnten wir mit unserem Gehirn und seiner Art zu arbeiten ja sehr zufrieden sein. Jetzt aber kommen die weniger guten Nachrichten: Beim Menschen – nicht nur bei ihm, aber mehr als bei anderen „höheren" Arten – hat sich ein dritter Weg aufgetan. Er verläuft vielfach „abseits der biologisch zuträglichen Realität", müsste man fast sagen. Abseits von augenblickszentrierter Assoziation emotional gleichgestimmter Erinnerungs- und Gegenwartsinhalte, **motorischer Aktion (3)** und **vegetativer/ autonomer (4)** Gesamtkörperbereitschaft.

Dieser dritte Weg führt in die Abteilung Planungsstrategien. Damit konvertiert die positive Emotion vom Motor unverzüglicher Lusterfüllung zum Regisseur für immer größeres, immer längeres Glück und die negative Emotion vom Motor unverzüglicher Schadensabwendung zur Festungsmauer und zum Lebensschutzprogramm bis Ableben mit universeller Sicherheitsgarantie. Ewiges Glück und absolute Sicherheit also, allerdings nicht gleich, sondern später – wenn alles gut geht, müsste man hier ergänzen. Alles in allem eine zweifel-

hafte Beförderung, wie wir noch sehen werden, und Ursache
für viel Liebesleid und Existenzbankrott.

**Zuerst aber ein paar technische Daten im Vorgriff, um zu
zeigen, wo die Schwachpunkte der Konstruktion eines weit
vorausplanenden neurobiologischen Apparates liegen:** Große Planungen, die der rationale Verstand vornimmt, brauchen
ein Verständigungssystem mit vielen Ausdrucksmöglichkei-
ten und ein Gedächtnis, in dem sich einprägt, was man –
warum auch immer – für Glück oder Pech hält. Ab hier, einer problematischen Konstruktionsetappe des „höherartigen"
Nervensystems, geraten die Emotionen unter Teilkontrolle einer sprachgefassten Planung, und bei ausreichender Übung ist
das Umgekehrte, also eine Planungskontrolle durch die Emotion, immer weniger wahrscheinlich. Kurz, mit etwas Pech lässt
die verstandesmäßige Planung ab jetzt Emotionen zu oder
nicht, während die Emotionen immer weniger Einfluss auf
Planungen dieser Art nehmen. Aus Erinnerung, Planung und
Erwartung wird unter Benutzung der Emotion Wirklichkeit ge-
deutet, aber auch umgedeutet. Und Planung wird etwas zwischen Mitgliedern der Art Austauschbares, Kommunikatives,
und so immer weiter angenähert, immer mehr vereinheitlicht,
ein Markt der Wertübereinkünfte ist entstanden. So vollzieht
sich Planung am Rand und immer weiter abseits biologischer
Bedeutung – und zunehmend auch im Gegensatz zu ihr.

Der direkte Weg von der Außen- und Innenwelt zur Emotion und weiter zu motorischer, vegetativer und autonomer
Rektion ist durch die Sprache, den servilen Terrier des Verstandes, teilweise umgehbar geworden. Sprache und ihre
Begriffskonstrukte sind jetzt verwendbar als Simulator von
Wirklichkeit und die emotionale Ebene des Gehirns kann diese
simulierte „Als-ob-Welt" nicht mehr unterscheiden von der
wirklichen, biologisch relevanten, wenn man beide in einer
ursprünglichen Beziehung zueinander erlebt hat.

Seit es den **Pawlow'schen Hund (5)** gibt, sollten wir gewarnt
sein, was die Macht von Assoziation und Simulatoreffekten be-

trifft. Der appetitliche Schinkenknochen ist nur zu Beginn nötig, um die Magensäfte einschießen zu lassen. Später genügt nur ein Pfeifton, der ursprünglich als Tischmusik mitgeliefert wurde. Die Magensäfte schießen ein, wenn er ertönt, auch wenn weit und breit kein Schinkenknochen sicht- oder ruchbar wird. Ab hier kann man ein gelehriges Nervensystem buchstäblich nach der Pfeife tanzen lassen. Aber wir sind ja keine Hunde, sondern Menschen mit freiem Willen oder? Kurz, das System ist konditionierbar bei Hund *und* Herrchen/Frauchen; andere sagen *lernfähig* – und sie werden ihre Gründe für ausgerechnet diese Wortwahl haben. Und wenn Sie die Wirkungsmöglichkeiten der menschlichen Sprache mit der eines singulären Pfeiftons vergleichen, wird das ganze Ausmaß von Möglichkeiten sprachlich konditionierter und weitergesponnener Scheinwelten spürbar. Sprache begleitet zuerst und ersetzt zuletzt das konkret Wirkliche, das spontan Emotionale, und wenn Sie ein Museum für bildende Kunst besuchen, dann beobachten Sie die Reihenfolge der Aufmerksamkeitszuwendung bei der Mehrzahl der Besucher: Zuerst kommt das Schild mit dem Namen des Malers, der Titel des Bildes und – so vorhanden – die Beschreibung, „was *man* dort sieht". Dann erst richtet sich der Blick auf das Bild selbst.

Da in der Simulationswelt sprachliche Pseudofakten vielfach aus ihrer konkreten Assoziation hinausvertrocknet sind, entstehen Bedürfnisse, die wir biologisch zumeist nicht hatten und weiterhin nicht haben. Diese Un-Bedürfnisse werden aber zwischen vielen Individuen synchronisiert, und dies macht den Betrug zuletzt unsichtbar – wir haben also ein Problem. Sprachliche Planung inszeniert lange Handlungs- und Verhaltenssequenzen, die wir in Summe Erziehung und Ausbildung nennen. Sie erzeugen letztlich eine unüberbrückbare Diskrepanz zwischen unserem emotionalen Gefühl von Richtigkeit und der „Rechtskonvention". Die Verstandeskinder *Erziehung* und *Ausbildung* programmieren ebenso unsere Beziehungsentscheidungen wie die Entscheidung zu einem Beruf, der uns nicht gefällt, aber Anerkennung bringt, die wir nicht fühlen, aber bei jeder Abendgesellschaft in Sprachpurzelbäumen der Wertschätzung attestiert bekommen. Und vor allem sichert das Geld, um alles zu kaufen, was soeben gemäss Vereinbarung für das nächste Jahresquartal als unverzichtbar festgelegt wurde, das aber niemand braucht. Wer die Quartalslosung kennt, gehört dazu – allerdings wozu? Die emotionale Ebene unseres Gehirns gerät ab hier also zwischen die Fronten. Einerseits funktioniert sie weiterhin als Weichensteller unseres Verhaltens im Dienst der Instinkte – ohne Rederei und seit Jahrhunderttausenden bewährt –, andererseits entstehen in unserem Gehirn sprachgefasste Vorlaufsplanungen mit dem Nebeneffekt, eben diese archaischen Emotionen in die Pflicht der Hoffnungen und Befürchtungen zu nehmen. Und zuletzt entstehen auf diese Art Emotionen ohne biologischen Zweck. Nicht nur manches – wie bei verwandten Arten –, sondern bei ausreichender Übung alles, was ab jetzt noch „hereinkommt", was unsere Sinnesorgane aufnehmen, wirkt nicht mehr spontan, sondern wird gemessen an bereits Dagewesenem. Besteht es den Vergleich, wird es mit positiver Emotion gekoppelt, auch wenn es dem limbischen System Lustgewinn und einfaches Glück für den ganzen Organismus schuldig bleibt. So wie der Pfeifton den Pawlow'schen Hund um seine verdiente Mahlzeit betrügt. Auch hier ein Vorgriff: Wir sollten uns überlegen, wie weit wir unsere Konditionierung zulassen und was wir uns davon versprechen, denn eines hat sich seit Homo erectus nicht geändert: Wir bleiben bei all den neuronalen Zurüstungen unseres Gehirns und allen Verdiensten des Verstandes, was wir immer schon waren – kurzlebige Organismen mit biologischen Aufgaben im Dienst unserer Art und eines kurzen Lebens. Wir fassen Zuneigung und wollen Partnerschaft, Freude und Lust – ganz einfach und möglichst ohne Verzug. Wenn wir das aber wirklich wollen, wie erklärt sich eine steigende Scheidungsrate und eine allgemeine Überdrüssigkeit gegenüber allem, was unser Wohlstand an Genüssen zu bieten hat?

Weil – wie ich meine – unsere biologischen Motivationen, und die Emotionen in ihrem Dienst, sich zu weit von dem entfernt haben, was auf den sprachassistierten Planungsebenen unseres Gehirns abläuft: ein von Abstraktionen durchsetztes, gegenwartsnegierendes Entscheidungssystem zugunsten Aufschub, Wertanhäufung, Kollektivierung und „Selbstschonung". So wird Emotion durch unseren Verstand zu einer windgeschützten Treibhauspflanze – aber das genügt nicht zum Leben. Viele spüren das, wenige erkennen den Hintergrund – und kaum jemand zieht die Konsequenzen. Darüber täuscht uns eine erfolgreiche Kariere und aller Luxus nur einige Zeit hinweg. Man bräuchte „Emotion pur" – ja, aber möglichst ohne Störeffekt auf den Rest der „Existenz", denn man soll ja nicht übertreiben und nur nicht vorschnell handeln, sagt der Verstand und hat damit recht, oder? Nichts auf eine Karte setzen und sich alle Türen offen halten. „Man darf alles – nur zugeben darf man es nicht!" Hier Langzeitplanung und höhere Ziele gemäß „schlüssiger Verstandesphilosophie" autonom und allem übergeordnet, da Lust und Augenblicklichkeit ohne Verantwortung, Konsequenzen und Zukunft. Lächelnde Dankbarkeit für **René Descartes (6)**, wenn er dieser Doppelbödigkeit den Rücken stärkt: „Wie die Schauspieler eine Maske aufsetzen, damit auf ihrer Stirne nicht die Scham erscheine, so betrete ich das Theater der Welt – maskiert" (Lit. 3). Aber nicht nur Descartes hatte die Folgen dieser Haltung abzutragen, wie seinen Briefen zu entnehmen ist (Lit. 3), sondern jede Nachahmung in zweifacher Buchführung des Lebens wird mit der Zeit bestraft durch endlose Langeweile in Wertanhäufung und Zukunftssicherung eines programmierten Lebens. Und jede eingepferchte erotische Zweitexistenz, die man sich zum Trost gestattet, verkommt binnen kurzem zur fremdassistierten Autoerotik. Man kann nur Erfüllung erleben, wenn man sich entscheidet. Etwas von hier und eine Scheibe von da gibt's nur bei italienischen Antipasti. Menschen sind aber kein Vorspeisenteller, wenn sie lebendig und emotionsfähig bleiben sollen, wie später noch gezeigt wird.

Wie weit wollen wir unsere Zukunft nach vorne planen und
wie viel Gewalt wollen wir unserer Emotion jetzt und heute
dafür antun – und wofür überhaupt?

Vielfach wollten wir ja nicht mit Vorsatz alles auf später verschieben, für die großen Ziele alles opfern, sondern es hat sich
so ergeben – in Orientierung am Leben der anderen, in An-
lehnung an die Lebensvorstellungen unserer Eltern. Jahre- bis
jahrzehntelang haben wir gespürt, dass irgendwas nicht stimmt,
obwohl ja alles toll und immer toller wurde, bis plötzlich ein
Teil in uns die nächste Hürde verweigert hat – mit neurologischen Argumenten zunächst, in der Gestalt von Melancholie,
„psychosomatischen Beschwerden", „Angst", Appetitstörung,
verspanntem Nacken, was Frauen häufiger bereits als Krank-
heitssymptome werten und Hilfe suchen, oder später und mit
aller List der Vertuschung als Herzkranzarterienverschluss,
Bluthochdruck und Leberschaden nach dem Motto „Männer
wie wir haben echte Krankheiten", unter denen man sich auch
was vorstellen kann. Nämlich verstopfte Leitungen, Weitermachen über die Milz etc. etc. Alles was rechtzeitig Anlass zum
Nachdenken sein hätte können, „hat man einfach auszuhalten",
aber zuletzt hat Schnittstelle Hypothalamus vom Hirnproblem
abgelenkt und einen diskreten, aber nachhaltigen „Ganz-
körperschaden" inszeniert! Man ist am Ende, aber aufgeflogen
ist man nicht – sozusagen. Auch so lässt sich Psychosomatik
definieren.

Warum hängen wir so sehr an unseren Langzeitplanungen?
Sind die wirklich so gut? Können wir ohne sie unter gar keinen Umständen überleben? Ich glaube, dass ein Leben ohne
Planung unvorstellbar wäre, die Planung aber das ernste Risiko in sich trägt, an Stelle des Lebens zu treten, wenn man sie
lässt. Woher aber kommt diese Neigung? Zunächst weil wir
es so lernen, dann weil wir Verantwortung als Eltern haben
und Experimente daher fahrlässig wären, und zuletzt weil es
für einen noch kraftvollen Sprung bereits zu spät ist – also läuft
man auf halber Kraft und mit halbem Herzen weiter und tut
so, als wäre es von Anfang an als forcierter Spaziergang ge-

plant gewesen und nicht als Anlauf. Irgendwann, wenn das
Bisherige ordnungsgemäß beendet wurde, wird man etwas
Neues beginnen, vielleicht mit Achtzig – oder sogar schon mit
Siebzig, wer weiß, was noch alles passiert. Was aber die Gegenwart betrifft: Es kann ja nicht alles perfekt stimmen und
man muss eben lernen, hier gezielt wegzuschauen und dort
mit Zähigkeit dazugewinnen.

Aber dann kommt das Unerwartete: Irgendwann zwischen
allgemeiner Lebensunlust und dem ersten Anflug von Erwachsensein der Kinder passiert es am häufigsten, dass sich eine Unzufriedenheit nach Art einer unterschwelligen Klimakatastrophe
einstellt.

Vorschlag also? Ich meine, wir sollten unseren Emotionen
wieder den Rang zugestehen, den sie in unserem Leben und
in der soliden Bautradition von Nervensystemen haben. Als
Planungsbeauftragte der Art, aber auch des Individuums – mit
allem offiziellen Respekt für den Verstand, aber auch nicht ohne
die entwicklungsgeschichtliche Unreife zu vergessen, die seinen Geniestreichen vielfach etwas Pubertäres gibt. Und wenn
man den Verstand immer gewähren ließe, wäre er vielleicht
längst eine mehr destruktive als schöpferische Kraft, die das
Einzelleben belanglos oder katastrophal macht und in Synchronisation auf „die Menschheit" selbst die Zukunft der Welt
in Frage stellt. Es könnte nämlich sein, dass sie nicht an der
Emotionalität der Menschen in Gefahr ist, sondern an der
Selbstüberschätzung des Verstandes und seiner unglückseligen Neigung zu Strategie und Taktik im unerschütterlichen
Glauben absoluter Superiorität.

**Aber ich bin Ihnen nach dieser Einleitung einige Erklärungen
schuldig:** Unsere westliche Welt und was in ihr als wertvoll gilt
ist „sprachlastig". Wir reden, hören Gesprochenes und lesen,
um rasch „Information" aufzunehmen und weiterzuverteilen.
Dabei greifen wir auf erworbenes Wissen und Erinnerungen
zurück, die in unserem Gehirn oder in dem anderer abgelegt
waren und aufgerufen werden. Das geschieht oft mit dem Ziel,

„Neues", Zukünftiges zu planen – Lebensstrategien, Verhaltensweisen etc. Wir übersehen dabei, dass einerseits große Teile der verarbeiteten Inhalte übernommen wurden von anderen, die sie auch schon übernommen haben, ohne die zugrundeliegende gegenständliche Realität vor Augen und ohne sich mit ihr handelnd auseinander zu setzen. Andererseits: Wie neu ist das Neue, wenn es aus Altem, Vergangenem zusammengesetzt wird? Auf diese Art entsteht selten eine echte Überraschung. Sprachtaktisch könnte man hier sofort mit einem Vergleich zurückschlagen und darauf verweisen, dass auch Porzellan und Schießpulver aus altbekannten „Zutaten" entstanden sind. Und schon wäre durch einen sprachlich glatten Analogschluss von einem empirischen Faktum abgelenkt, das uns anderes zeigt – und dies andere ist real, keine Wortspielerei.

Weil aber zwischen wahr und unwahr, zutreffend oder absurd nicht faktisch empirisch, sondern überwiegend rhetorisch und ohne direkte Anschauung entschieden wird und weil das allgemein so ist, fällt niemandem mehr auf, dass wir in Abstraktionen, Symbolen und Kürzeln nicht nur denken und planen, sondern faktisch auch leben. Eine unverzügliche, spontan handelnde Auseinandersetzung mit unserer Realität wird immer mehr verdrängt durch eine virtuelle Welt der Vorstellungen, die uns aber unverdächtig und real erscheint. Wir blicken nicht mehr hinter die Sprachkulissen, es sei denn, indem wir wieder alles zerreden. Lichtenberg hat meines Wissens zuerst ausdrücklich auf den Typ Mensch aufmerksam gemacht, der absolut sicher sein muss, dass eine Sache existiert, bevor er sie mit eigenen Augen sehen kann – sicher durch die anderen, die ihm sagen, es sei so. Und vielleicht endet so manches viel versprechende Leben in banalem materiellem Anhäufen oder nimmt mit Regelmäßigkeit seine Zuflucht dorthin, weil hier die Resultate eindeutig sind – messbar, zählbar, herzeigbar – und das Maß an sprachlicher Abstraktion grundierender Planungen stets bescheiden bleibt.

Dieser Artefakt wird augenfällig, wenn wir von der so genannten Zivilisation abgeschnitten sind und elementare Lebenserfordernisse mit einem Mal unser Handeln bestimmen. Wir stellen uns vielleicht zunächst ungeschickt an, aber wir erleben auch ein Glück, wie sonst kaum je, wenn wir dann geschafft haben, was das nackte Leben braucht. Rationalisierende Abstraktion, wie sie täglich von uns verlangt wird, kann dagegen in eine hermetische Abriegelung von allem unmittelbar Sinnlichen, vom Leben in elementarer und unverstellter Form führen. Einmal eingeübt, wird das zur Methode, um mit unseren Aufgaben fertig zu werden. Und begründen wollen wir das vor uns und den anderen natürlich auch, und zwar unanfechtbar und so, dass es nach Erfolg, nach Sieg aussieht, eben „das Richtige" ist. Gesellschaftsfähige Formen einer solchen Methodendarlegung sind Lebenseinstellung oder Weltbild. Sie beinhalten eine weitergeschriebene schematische Daseinsformel, nach deren Regeln alles erwartungsgemäß abläuft, Gesetzen der Logik entsprechend und nicht innerer Notwendigkeit, nicht spontanem Bedürfnis gemäß.

Unverzügliche Reaktionen auf eine sinnliche Realität entstehen hingegen nicht nach Verstandesformel. Sie werden angetrieben durch die Kraft der Emotion. Diese Kraft kann – bei glücklicher Gewichtung – dem sprachorientierten Bewusstsein Impulse geben und Kontraste schaffen. Sie ist der Motor für den Anschauungsunterricht, ohne den alles leblose „Wortwahrheit" bleibt. Daher das chinesische Sprichwort „Einmal sehen ist besser als hundertmal hören". Denn wir sehen das Ding, und wenn wir Glück haben, sehen wir es – in manchen Augenblicken zumindest – so frei von Erwartung und Deutung wie ein Kind. Aber was wir über ein Ding hören, ist bereits seine sprachliche Verarbeitung, und die ist in unserer Kindheit nicht das Erste und Wichtigste gewesen, sondern kam erst später und verdrängte zuletzt den Rest.

Überwiegt in einem Menschen das Rationale, so verkümmern die Emotionen und das Wechselspiel zwischen beidem kommt zum Stillstand. Die Gegenwart ist nicht mehr fühlbar und die Zukunft ein schematisches Konstrukt. Ist ein Mensch andererseits nicht emotional „schwingungsfähig", sondern eingeengt in negativen Skalenbereichen seiner Emotionen wie etwa in der Depression, so entscheiden permanente Negativstimmungen über das Material der Erinnerung, aus dem die Zukunft geplant wird. Große Gleichförmigkeit des Gedankenbetriebs verfestigt eine kraft- und schwingungslose Lebenseinstellung und ein lebloses Weltbild, in dem das eigene Leben weitgehend vorhersehbar abläuft – abläuft im strikten Sinn des Wortes. Ich versuche hier, einige neurobiologische Grundlagen dieser Phänomene zu skizzieren. Das erfordert, zwei Hauptverarbeitungsweisen gegenüberzustellen, die das menschliche Gehirn in Auseinandersetzung mit dem Gesamtorganismus und seiner Umwelt anwendet: auf der einen Seite die emotional geleitete spontane Aktion in eine sinnliche Welt hinein (später als Route 1 bezeichnet, Details hierzu bei Lit. 1) und auf der anderen Seite der abstrakte Umgang mit Konstrukten der Sprache. Sprache, die anstelle des Handelns und unmittelbaren Reagierens steht. Sprache als Instrument langfristigen Planens und einer Vergleichsanalyse von Verhaltensmöglichkeiten (später als Route 2 bezeichnet, Details hierzu bei Lit. 1).

Ich versuche dann, typische Grundmuster von Lebenseinstellungen und Weltbildern aufzuzeigen, die in unserer Kultur bevorzugt ausgebildet werden. Hierbei beziehe ich mich auf manche Ausführungen von Karl Jaspers in seiner „Psychologie der Weltanschauungen" (Lit. 4). Solche „Prototypen" von Lebenseinstellungen und Weltbildern sind – so glaube ich – das Ergebnis von Vereinheitlichung und kommunikativer Anpassung, die das individuelle Gehirn in seiner Verarbeitung sucht, wenn dies in Kollektiven geschieht. Gleichsam aus Funktionsgewohnheit entsteht ein Hauptmodus des Betriebs anstatt eines flexiblen Wechsels der Strategien, was durch fest vorgegebene Lebensumstände oder durch emotionale Erstarrung weiter verschärft wird. Unflexible Lebenseinstellungen und Weltbilder können dabei durchaus logisch schlüssig und oft auch unanfechtbar sein, wenn man sie innerhalb ihrer eigenen sprachlich-logischen Gesetzmäßigkeit betrachtet und eine andere Sichtweise nicht zulässt. Dies scheint mir gleichermaßen beklemmend wie bemerkenswert. Denn es ist in seiner Alltäglichkeit von großer Wirkung, wie das Klima, in dem wir leben, oder die regionale Küche, an die wir uns gewöhnt haben. Aber weil dieser Sachverhalt so häufig ist und so allgemein, wird es kaum wahrgenommen. Denn dafür braucht man Kontrast, gegen den sich etwas abzeichnen könnte, und dieser Kontrast ist aufgehoben in der taktischen Feststellung: „Die Welt und ihre Dinge sind nicht schwarz und weiß, sondern grau." Eine ideale Wetterbedingung, um gegen den nächsten Baum zu krachen, wenn man sich in solchem Nebelgrau auf eine Autofahrt einlässt. Schlussfolgerung also: Bei solchem Grau in Grau besser zu Hause bleiben und sich nicht von der Stelle rühren, oder? Ich rate davon ab und schlage vor, wir sehen nach, ob wirklich alles so grau ist und so unentwirrbar oder ob das auch nur Wortwahrheiten sind, an die wir uns quasi aus Gemeinschaftsgefühl gebunden fühlen.

Ich will hier folgendes versuchen: Lebensbetrachtungen, Lebenseinstellungen und Weltbilder in ihren programmierten Wirkungen auf unsere Befindlichkeit zu untersuchen. Ich komme dabei zu dem Schluss, dass solche Konstrukte nach Schlüssigkeitsgesetzen der Sprache und aus Wahrheitsquellen zweifelhafter Herkunft gebildet werden – jedenfalls nicht oder kaum aus eigener Erfahrung und Anschauung. Und wenn unsere Verhaltens- und Zukunftsplanung ganz nach solchen Konstrukten ohne Bodenkontakt abläuft, entspricht dies einer starren Schiene, auf der unser weiterer Lebensweg schnurgerade und allgemein kalkulierbar wird. Emotional getragenes spontanes Handeln und Leben wäre eine Antwort. Sich aber – entgegen den Prämissen der allgemein praktizierten langfristigen Lebensplanung – wieder auf spontanes Handeln ohne „Manifest" einzulassen setzt Vertrauen voraus. Vertrauen in das eigene Selbst und Vertrauen in andere Menschen. Vertraut man sich selber, dann kann man sich auch wagen, in einer Liebesbeziehung beispielsweise. Man wird dann den gegenwärtigen Augenblick als so wertvoll empfinden, dass man ihn nicht mehr an eine bessere, reichere Zukunft verlieren möchte. Menschen, denen das gelungen ist, fragen nicht mehr nach dem Morgen und sie denken auch nicht mehr daran, dass es irgendwann anders sein könnte, denn alles in ihnen hält die gegenwärtige Empfindung fest, gibt ihr Nahrung, und so wächst sie ohne Konstrukte in einer schönen „Selbstverständlichkeit". Dies setzt aber vielfach voraus, die bisherigen Lebensprämissen, an die wir uns gewöhnt haben, ohne sie je lieb zu gewinnen, verändern zu wollen oder sogar zu verlassen. Bitte verstehen Sie das nicht falsch. Hier wird nicht das grüne Licht aktiviert zum Aussteigen in 2000 Metern Höhe – ohne vorbereitendes Fallschirm-Training für Absprung und Aufprall. Nein, es geht zunächst um eine Lebensinventur mit dem näheren Ziel zu sehen, welche Peilung vom gegenwärtigen Standpunkt aus anliegt, wohin man unterwegs ist und wohin man sonst noch könnte, wenn man sich im Bestehenden nicht wohl fühlt. Ich will auch nicht einen neuen Optimismus entdeckt haben, denn zu Optimismus besteht nach wie vor wenig Anlass. Ich möchte aber im Wagnis eine Gegenkraft setzen zu allem gebotenen Pessimismus, damit von Zeit zu Zeit etwas anderes als das „zu Erwartende" oder „Vorhersehbare" geschieht.

Kapitel II

Warum erzähle ich Ihnen das?

Ich habe durch die Jahre mit meinen Patienten nach individuellen Daseinskonzepten gesucht, die dem Einzelnen mehr Sicherheit gegenüber einer vollständigen Kalkulierbarkeit geben und dem spontanen Handlungsimpuls des Augenblicks Platz schaffen sollen – nach den hier skizzierten und später im Detail ausgeführten Überlegungen. Es waren Menschen mit Depressionen, Panikzuständen, Sozialphobien und Beziehungskrisen, Alkoholproblemen und in Trauerphasen – oft aber sah es zunächst nach idealem Leben aus, gewissermaßen mit Haus und Hof und Kind und Hund und mit allen Attributen von „beneidenswert", bis dahinter alles zum Vorschein kam, was ein Leben zur Qual machen kann. Durch Depressionen und Ängste, aber auch durch starr tradierte Kultur- und Gesellschaftsklischees geraten Verhaltens- und Lebensplanung in starre Formen, bis sich unbemerkt der Tunnel vorbereitet, in den die Schiene eines unflexiblen, emotional nicht mehr durchfluteten Lebens führt. Das Ausmaß dieses Problems war für mich oft überraschend und bestürzend zugleich. Denn in den Verschärfungsformen, wo Leiden bereits Krankheit geworden ist, habe ich auch das so genannte normale Leben im allgemeinen Ansatz zu sehen bekommen – mein eigenes ebenso wie das von Bekannten und Freunden.

Etwas von der subjektiven Empfindung dessen, was hier zur manifesten Krankheit gesteigert vorgestellt wird, soll durch die Kursiv-Passagen und die Abbildungen 8–23 vermittelt werden. Es sind Selbstdarstellungen und „Daseinsprotokolle" von Patienten. Ich zitiere die Texte möglichst originalgetreu, teils aber mit sprachlichen Anpassungen, um den Zusammenhang für die Lektüre zu erleichtern und der ärztlichen Verpflichtung zu entsprechen. Die Abbildungen 8–23 sind Ergebnis meiner Ermunterung: „Vielleicht wird Ihnen leichter, wenn Sie zeichnen, wie es in Ihnen aussieht." Nehmen Sie diese Darstellungen bitte als den Versuch, am Beispiel neuropsychiatrischer Engpasssituationen oder eines allseits abgesicherten Verstandesterrors „vereinheitlichter Lebenskonzepte" das Wiedererkennen eigener Existenzbeengungen zu erleichtern, besonders wenn sie sich zunächst unbemerkt und schleichend in unser Leben gestohlen haben.

Den letzten Teil bilden Aphorismen, in denen ich die Auseinandersetzung mit Lebenseinstellungen und Weltbildern gelockert und ohne Systematik betrachten möchte. Überlegungen zur Nutzung dessen, was sich aus all dem vielleicht ergibt. Und was sollte das sein?

Vielleicht hilft ein kleines Leitmotiv:

> „Dies sind Überlegungen für alle, die unfreiwillig auf Schienen in den Tunnel der Erstarrung unterwegs sind."

Ziel ist der Versuch einer Erklärung von regelhaften Lebenskrisen der Gegenwart außerhalb von Schul- oder Lehrmeinungen, also ganz neurologisch – privat. Lebenskrisen aus dem Zustand von Ordnung, Sicherheit und Sattheit heraus, Lebenskrisen, für die dieser Begriff weit überzogen scheint, denn eigentlich ist es eine unbestimmte Missempfindung, ein Gefühl der Leere und das nicht einmal dauernd. Man führt eine Ehe mit den üblichen Höhen und Tiefen, hat einen geachteten Beruf und die Kinder sind brav. Man ist umgeben von lauter netten Menschen, denen es so ähnlich geht, und niemand beengt nachweislich unseren Lebensradius. Hätte man viel Freizeit, würde man sagen, es fehlt die Aufgabe – aber man arbeitet zehn und mehr Stunden jeden Tag, also was ist los?

Ich denke nicht, dass wir uns alles nur einbilden, und ich möchte Ihnen meine Sicht zur freien Wahl stellen. Das erfordert vielleicht etwas Neigung zur Neurobiologie, Neuropsychologie und allenfalls auch Philosophie. Und es bedingt andererseits eine Einschränkung der Allgemeinverständlichkeit, denn man kann manches nicht einfacher darstellen, als es ist, außer man akzeptiert Wahrheitsverlust. Und selbst in diesem Rahmen habe ich kein Universalrezept für irgendetwas anzubieten, und schon gar nicht für die Daseinsgestaltung. Die ärztliche Bemühung, jemandem in einer Krise nützlich zu sein, hat mir nur im Lauf der Zeit klar gemacht, dass man des Patienten Lebenseinstellung oder sein Weltbild kennen sollte, also das Bezugssystem, von wo aus er bewertet und gewichtet, an das er sich ethisch und moralisch gebunden fühlt, das sein Streben leitet und vielfach auch bereits seine Emotionen kontrolliert. Oft erkennt man diese Lebensgrundhaltung eines Menschen an Stehsätzen, die in Gesprächen an „strategischen Punkten" immer wieder aufblitzen. Ein sprachliches Wappen, eine Flagge, unter der einer beschlossen hat zu marschieren – mit vielen anderen im Gleichschritt zumeist.

Sprache gibt uns die Möglichkeit, Handlungen als abstrakte Versuchsversionen durchzuspielen, ohne den Finger zu bewegen. Sprache verwaltetet unsere Bezugssysteme, die zum Teil als Folge einer konkret-realen Auseinandersetzung mit Menschen und Dingen entstanden sind. Häufiger aber entstehen solche Bezugssysteme durch einfache Übernahme von bereits realitätslosen, abstrahierten Sprachhülsen. Und aus unseren Bücherregalen starren in säuberlichen Reihen die stummen Täter – gut versteckt, schamlos zwischen und neben den Zeugnissen echter Erfahrung und Leidenschaft. Sie vermitteln nichts wirklich Erlebtes, stehen nur für „Bildung" und – als besondere Bewunderungsform – für „enzyklopädisches Wissen". Im Laufe unserer Erziehung und unserer Lebensvorbereitung geraten wir in die Gewohnheit, Geschriebenem zu vertrauen – mehr als uns selbst. Was würde in unserer Privatbibliothek noch stehen bleiben, wenn alles sich in die verdiente Bedeutungslosigkeit auflöst, was nicht aus direkter eigener Anschauung, Erfahrung und Handlung entstanden ist? Die militärische Ordnung straff eingereihter Bände würde sich verwandeln in ein Riesengebiss mit unzähligen schauderhaften Zahnlücken. Mit einem Schlag hätten wir mehr Platz im Haus für Hilfsmittel der direkten Wirklichkeitserforschung. Für Rucksack, Schneeschuhe und Kompass oder für ein weiches Kissen auf einem Berberteppich in Grabwurzelrot und Indigoblau, für neue Gefühle, die eigentlich uralt sind, und für die Empfindung, endlich wahr und authentisch zu sein.

Die sinnlich reale Welt und ihr abstraktes, verbalisiertes Gegenüber, dem wir hier das Misstrauen aussprechen, müssten doch „auf einen Blick" unterscheidbar sein, so sollte man glauben – und doch sind sie es nicht, wenn uns der Alltag in einer unechten Welt jede wache Vorsicht gegenüber Fälschungen genommen hat. Bewusstsein und Körper erkennen zuletzt den Unterschied zwischen der sprachlichen Form der Realitätssimulation und einer „echten" sinnlichen Realität nicht mehr. Wir reagieren „als ob". Unter anderem auch, als ob tatsächlich etwas Gefährliches oder zumindest Bedrohliches geschehen wäre, nur weil eine konkrete Situation gemäß „allgemeiner Auffassung" gewisse Risiken in sich trägt – aber nur vielleicht; viel wahrscheinlicher ist alles nur Orchesterdonner. Aber je skrupulöser wir uns mit dem möglichen Risiko auseinander setzen – mit fest verschlossenen Augen und einem Schwall von Worten, versteht sich –, umso mehr wächst unsere Gewissheit, die Katastrophe sei nicht mehr aufzuhalten. Die vorgestellte Katastrophe wird gleichsam für „Körper und Geist" bereits so realistisch, dass kein Unterschied mehr spürbar bleibt zwischen Vorstellung und Wirklichkeit. Die Vorstellung hat in uns eine körperhafte Konkretisierung gewonnen. Und entsprechend rollt unser Leben oft lange und zuletzt ohne Zeitgefühl unter dem Würgegriff tausender Befürchtungen einem Abschluss entgegen, der ebenso langweilig sein wird, wie die ganze Biographie langweilig war – aber unter allgemeinem Lob und Beifall immerhin. Der Komet ist ausgeblieben wie schon bei Nestroy, nur leider ist eben auch sonst nichts passiert. Ein „Na, Gott sei Dank, dann kann man ja zufrieden sein" als Parole unver-

brüchlicher Treue mit leicht gereiztem Unterton hinterlässt trotz
allem ein bitteres Bedauern und Empörung gegenüber einem
Betrüger, der hier offenbar tätig war. Einem lebenslang gut
maskierten Betrüger, dessen man nun nicht mehr habhaft werden wird, weil das Leben unwiderruflich zu Ende ist – wenn
auch als braves, elegantes, bedanktes oder gelobtes Leben der
zweiten, dritten oder gar vierten Generation fortlaufender Verdienste, mit vielen Fotoalben zum Beweis, mit oder ohne Nachruf bzw. Ehrengrab. Nur im ersten Schritt führt Sprache aus
dieser Sackgasse, und Sie befinden sich gerade mitten in einem
solchen Versuch, der größere Rest der Aufgabe ist aber unvermeidlich reales Erleben mit allen Sinnen und damit das Wagnis seiner selbst.

Plötzliche Veränderungen der Lebenssituation tragen oft die
Chance in sich, das bisherige Klammern an Lebensziele und
Inhalte als ein banales Reproduzieren aus Unsicherheit, als
einen langsamen Selbstmord an der eigenen Individualität zu
begreifen und endlich etwas wirklich Neues zu versuchen, ohne
sich weiterhin die Zeit von Angst um Image und Gesellschafts-
status, Gewohnheit oder Bequemlichkeit stehlen zu lassen und
Mut zum Vertrauen in sich und andere zu finden, Liebe zu
erleben. Vielleicht sind Patienten auch in dieser Hinsicht Menschen, von denen man lernen kann, weil sie oft unvermittelt
und jenseits aller Selbstbestimmung an einen Scheideweg
gestellt sind, wo die Zeit läuft und eine Entscheidung, eine Bilanz des Bisherigen, ohne Selbstkoketterie und Aufschub über-
lebensnotwendig geworden ist.

Es ist eine Entwicklung der letzten Zeit, Emotion und Gefühl als neurobiologische Phänomene aufzufassen und zu sehen,
dass sie Gesetzmäßigkeiten unserer Gehirnfunktion entsprechen
und von deren Störung abhängig sind. Warum hat das so lange
gedauert?

René Descartes (6) hat im 17. Jahrhundert einen Geist-
Körper-Dualismus vor uns aufgerichtet, dessen Nachhall er-
staunlich anhaltend war. Der Geist wurde an Philosophen und
Theologen abgegeben und die Medizin für den Körper zustän-

dig erklärt. Die Aufrechterhaltung dieses Artefakts war zu
Descartes' Zeiten wenigstens teilweise taktische Notwendigkeit, um die katholische Kirche nicht zu brüskieren, und später – wie so oft – einfache Denkgewohnheit, also ein realitätsloses
Weiterschreiben im Windschatten einer Autorität.
Erst in den letzten Jahrzehnten hat sich diese Kluft geschlos-
sen. Es entsteht neuerdings ein neurobiologisches Verständnis für Gefühle, Sexualität, für die trügerische Gewissheit von
Erinnerung und die Scheinkompetenz der Sprache, aber auch
für die Tendenz zur Erstarrung rationaler Verhaltensrezepte. Aus
dieser Perspektive auf unser Leben zu blicken bedeutet, das
eigene Gehirn und seine Funktion näher kennen zu lernen und
dabei zu bemerken, dass dieses Gehirn virtuelle Grenzen um
unseren Lebensspielraum aufstellt, die so echt wirken, dass
man nicht auf die Idee gekommen wäre, man könnte sie über-
treten und damit Bewegungsfreiraum gewinnen. Aber vielleicht
kommen wir eben jetzt durch eine neue Betrachtensperspek-
tive auf diese Idee und vielleicht vertrauen wir ihr und uns
selber auf neue Art.

Die gleichgewichtserhaltenden Kräfte zwischen Instinkt und
Konditionierung im menschlichen Nervensystem, die Verknüp-
fung zwischen Emotion und allgemeinen Körperfunktionen
werden so auf neue Art zum Gegenstand der Betrachtung. Und
jetzt bemerkt man, dass diese Kräfte biologischer Balance durch
die gegenwärtige Gesellschaftsform und ihre Zielsetzungen
ähnlich rücksichtslos überfordert werden wie eine Klavier-
tastatur durch die geballte Faust.

Kurz wiederholt: Neurobiologisch ist unser Agieren und Reagieren zum einem Teil spontane Aktion, getrieben durch Emotion und Instinkt, zum anderen Teil passives Erwägen unter
Verwendung sprachgestützter Simulation möglicher Lebens-
szenarien, aber unter Verzicht auf direkte Handlung. Das Ganze mit dem Ziel, die Emotionen unter Kontrolle zu bringen. So
setzen wir den gegenwärtigen Verzicht auf emotionale Befriedigung als Preis für ein zukünftig größeres und perfekt abge-
sichertes Glück. Das erzeugt Angst, Unsicherheit – paradox,

nicht wahr? Denn gerade das wollte man ja verhindern. Statt
dessen entsteht eine permanente Beunruhigung durch alles
Mögliche und in Folge eine starke Motivation, den langen Weg
von jetzt zum abstrakten Lebensziel, seine weit gespannten
Etappen mit einer Art Knopfschalter wie Drogen oder Alkohol
auszublenden, wenn auch nur vorübergehend. Oder man schafft
sich kleine Zweitwelten. Abgeschottet, isoliert und mit gleich
bleibender Wohligkeitstemperatur – wie ein Brutkasten für
Glücksmomente, die hier zum Endlostonband zusammen-
geschnitten und abgespielt werden, bis man davon nichts anderes mehr kann als einschlafen.

Was ist Wirklichkeit?

Mit einer Verbeugung vor allen, die sich darüber schon vor mir
den Kopf zerbrochen haben, möchte ich mich auf Weniges be-
schränken: „Das einzig Wirkliche" ist der gegenwärtig erlebte
Augenblick. In jedem dieser Augenblicke sind wir Produkt unseres biologischen Zustandes, der aktuellen Tageszeit und des
Klimas, in dem wir leben etc. Aber es ist immer mehr oder weniger ein Kunstprodukt, was wir da als Spontaneität pur vorgesetzt bekommen. Warum? In diese „reine Gegenwart" spielt
immer die Vergangenheit als Erinnerung und Erfahrung, die
„Kultur", in der wir leben. Und so wird beides, Vergangenheit und Gegenwart, untrennbar, hat Gegenwart immer das
zuvor Gewesene in sich. Dennoch enthält unser Dasein auch
viele einzigartige, erstmalige Elemente, originelle Züge des
gegenwärtigen Moments, die man festhalten sollte, weiterver-
folgen wie einen verheißungsvollen Goldfaden, denn sie führen vielleicht in eine wirklich überraschende neue Richtung
weiter. Und das ermöglicht es, uns neu zu schaffen, indem wir
uns neuen Umgebungen, neuen Reizen und damit auch neu-
en Empfindungen unseres Selbst „aufschließen". Ohne die
schweren Kleider der eigenen Vergangenheit uns also neu
sehen. Dem entgegen stehen unsere Gewohnheiten, die gna-

denlosen Anstandsdamen jeden Verhaltens und die strengen
Richterinnen über jeden Entschluss zur Veränderung – natürlich in der Amtsrobe moralischer und ethischer Verpflichtung,
Verantwortung und Loyalität. In Wahrheit möchte man einfach
nichts riskieren, alles haben, ein paar neue Trophäen in seine
Schatzkiste legen und so das Gefühl von Sieg, von Triumph nie
verlieren, sondern endlos fortsetzen, die Sicherheit, mit dem
größten Profit ausgestiegen zu sein, mitgenommen, dazuge-
wonnen zu haben, was „drinnen" war.

Gewohnheiten aufzugeben macht uns die allergrößte Angst,
denn sie sind das Ultrafiltrat bisheriger Lebenserfahrungen,
Wertungen, Hoffnungen und unserer emotionalen Grundstimmung. Und diese ist der Regisseur für Text und Requisiten der
laufenden Aufführung. Gewohnheiten (und ich weiß nicht,
warum sie vielfach „die lieben Gewohnheiten" genannt werden), die Hirtenhunde unseres Lebens, flankieren die Elektro-
zäune um unsere Futterwiese, wo mit tröstlicher Gewissheit alle
Jahre wieder der gleiche Klee blühen, wachsen und seinen
Weg durch den Verdauungstrakt der Hammelherde nehmen
wird – Kraft, Wolle und Dung für das ganze Jahr spendend.

Wir sind, was wir tun, nicht was wir gelesen haben oder reden, weil es sich gerade gut macht. Wenn Sie wirklich etwas
über einen Menschen wissen wollen, dann hören Sie auf, an
seinen Lippen zu hängen, so bezaubernd die auch immer sein
mögen, und betrachten Sie das, was er bisher getan hat und
nachweislich tut. Was liegt seinen Handlungen zugrunde, wo
hat er sich aktiv entschieden – und wie. Was ist der reale
Grundstoff, aus dem sein Denken schöpft – oder sind das alles
nur weiterverwendete Romanvorlagen oder die Vorstellungen
einer phantasielosen Gesellschaft von der Façon, die ein Leben
braucht, um Chic zu haben? Sie werden überrascht sein, wie
wenig von allem Glanz der Sprache übrig bleibt, wenn Sie diesen Maßstab anlegen – aber hüten Sie sich davor, dem Betrach-
teten Lüge und Inszenierung vorzuwerfen, wo Sie echte Werte
vermutet haben – er/sie glaubt fest an die Realwertigkeit sei-
ner/ihrer „Als-ob-Welt". Ziehen Sie Ihre Schlüsse und hoffent-

lich auch Ihre Konsequenzen ohne wortreiche Diskussionen,
denn in Sprache lässt sich für jede Figur eine schmeichelhaf-
te Abendgarderobe machen, auf jede Herzlosigkeit mindestens
zehn adäquatere Reaktionen finden als die stattgefundene, und
für jedes zwielichtige Agieren eine anständige Erklärung – nur
das Tageslicht und der frische Wind der Wirklichkeit legen die
Wahrheit bloß. Man sollte also jede Schönheit auch – und
möglichst bald – bei Tageslicht betrachten.

Kurz wiederholt: Im längeren Zeitfenster sind wir ein getreues
Abbild unserer Grundstimmung, unseres Temperaments. Sie
sind auch die Grundformen, aus denen unsere Gewohnheiten
geworden sind. Unsere Wahrheiten aber sind vorrangig in Sprache gefasst und wir haben uns angewöhnt, unser Leben, und
vor allem unser Nicht-Handeln, der Sprache anzuvertrauen und
es uns dahinter behaglich zu machen. Hieraus entstehen zwei-
felhafte Sicherheiten. Das verdient eine nähere Betrachtung der
neuroanatomischen Tastatur von Vorstellungen wie „freier Wille", „authentische Erinnerung", „planvolle Zukunft".

Kapitel III

Das Menschenhirn und seine Entscheidungs- möglichkeiten – eine kleine Neuroanatomie von Gefühl, Erinnerung und Sprache[*]

Viele unserer Handlungen können ohne Bewusstsein, gleichsam automatisch durchgeführt werden. Weltaußen- oder Körper- innenreize drängen uns dabei zu Handlungen mit dem Ziel ei- ner lustvollen Neutralisation. Solche aktiven Verhaltensweisen entstehen in entwicklungsgeschichtlich „alten" Gehirnsyste- men. Sie haben sich im „Aufstieg" der Arten wenig verändert und enthalten Überlebens- und Arterhaltungsprogramme, ein Überlebenspaket, das aufgeschnürt wird, wenn der Verstand nicht weiter weiß. Sie liegen in der Tiefe des **Großhirns (7)** (Abb. 1) und im **Hirnstamm (8),** sind zwar von der **Hirnrinde (9)** beeinflusst, haben aber oft nur geringe Rückverbindungen dorthin. „Einfachere" Spezies arbeiten in diesem sehr direk- ten Modus von „actio est reactio", ohne Aufschub und ohne bewusste Auswahl.

Im menschlichen Gehirn werden Entscheidungen bewusst – und das bedeutet, wir vergleichen Gegenwärtiges mit bereits Erfahrenem und wählen dann zwischen mehreren Möglich- keiten unser weiteres Verhalten. Voraussetzung dafür ist eine beträchtliche Speichererweiterung von Kurzzeit- und Langzeit- gedächtnis. Dazwischen existiert eine Art Aktualspeicher für episodische Inhalte der „unmittelbaren" Vergangenheit, mit starken Verbindungen zu den Rindenfeldern des Großhirns,

---

[*] Lit. 1, 5.

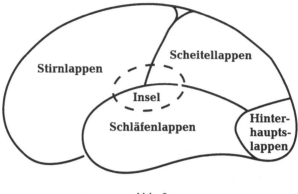

Abb. 2

woher das episodische Erinnern auch Impulse erhält. Impulse aller Sinne, die zu einem „multimodalen Szenario" verbunden werden, und Einspielungen der bisher abgelegten Lebensaufzeichnungen. So entstehen Erlebnisse und Erinnerungen an Geschehnisse und Emotionen, die wir – als Ergänzungsarbeitsgang gleichsam – auch in Sprache konservieren können. Entwicklungsgeschichtlich „neuere" Teile des Gehirns, wie die „Sprachfelder" des **Schläfenlappens (10)** (Abb. 2) und Teile des **Stirnlappens (11)** (Abb. 2), ermöglichen dabei Abstraktionen realer Gegebenheiten in einer speziellen Symbolform, eben der Sprache.

Jede reale Situation kann damit in unserem Gehirn eine abstrakt gestaltete „Auswahl" von situationsentsprechenden Verhaltensweisen vorbereiten. In einem „inneren Entscheidungsprozess" wird dann die „beste" Reaktionsform für unser Verhalten bestimmend.

Die Sprache eröffnet so einen neuen Weg zur Aktion. Keiner direkten, echten Aktion allerdings, sondern einer Planungs-Aktion, einer abstrakten Manipulation von Symbolen, die nur noch *für* Realität stehen, es aber nicht sind und zu ihrer Entstehung auch keine eigene Realitätserfahrung zwingend voraussetzen – es genügt, davon gehört oder gelesen zu haben. Der hierarchische Aufbau der zur Auswahl stehenden Aktionswege des Gehirns, ihre partielle Autonomie und ihre uneinheitlichen, zum Teil sehr schwachen Verbindungen zur Sprachebene bringen es aber mit sich, dass wir nicht in alle unsere Handlungen „verbale Einsicht" haben. Das bedeutet ferner, dass man öfter als gedacht eine „zweigleisige" Verarbeitung vornimmt und zuletzt für die Diskrepanzen Erklärungsbedarf entsteht.

Manche Hirnfunktionsstörungen erzeugen zum Beispiel als Ausdruck einer Hierarchie-Entkoppelung Konfabulationen (= verbale Erklärungen, die der „wirklichen" Ursache der Handlung nicht entsprechen). Aber schon beim Gesunden entstehen spontane Aktionen zu unmittelbarer Befriedigung oder Belohnung, wofür das Sprachsystem nachträglich eine Verhaltensrechtfertigung erarbeitet. Das ist jedem geläufig, der in einem Beziehungsstreit von seinem Partner fünf verschiedene Begründungen für ein unbegreifliches Verhalten vorgesetzt bekam; jede in sich selber schlüssig, keine mit den jeweils anderen in Einklang und alle miteinander wahrscheinlich nicht der Grund für die Misere. Flucht nach vorn: Nicht die eigene Auftaktaktion sei diskussionswürdig, sondern die unglückselige Auswahl einer – eben konflikterzeugenden – Reaktion unter mindestens zehn besseren Varianten, womit der Rechtfertigungsbedarf beim Gegenüber geparkt wird. Letzte Sprachflucht in dieser Situation sind zumeist Phrasen wie „Du kennst mich eben nicht". Und damit ist wahrscheinlich der Kern der Sache wirklich getroffen.

Die Loslösung der Sprache von anderen Vorgängen im Gehirn hat eine entwicklungsgeschichtliche Ursache, wie viele Neurobiologen und Neurologen meinen. Nach dieser Auffassung stehen „neue" Schaltstufen, zumeist Rindenfelder, an der Spitze bereits vorhandener Regelkreise, aber jede Ebene dieser Hierarchie nimmt gesonderte funktionsspezifische Verhaltenskontrollen vor – und zwar wie gesagt mit gewisser Eigenständigkeit, ohne absolute Weisungspflicht gegenüber der „übergeordneten Instanz". Warum unser Gehirn so oder so entscheidet, ist uns also nicht in Vollständigkeit einsehbar und mitteilbar, und oft entscheidet es ja sowohl so als auch so. Wer versucht, das verstandesmäßig zu begreifen, der verzweifelt. Wer kennt nicht die Kraftakte, die es erfordert, eine Verhaltensweise „nach außen" schlüssig und konsequent scheinen zu lassen, während sie es ja nicht wirklich ist. Wir können aber andererseits die Gewissheit von wahr und richtig haben ohne jede verbale Begründung, und wir können dermaßen schlüssig lügen, dass uns die Beweisführung in der Situation selber begeistert ob unserer Charakterstärke, Unschuld, Aufrichtigkeit etc. Viele Mathematiker erkennen eine Rechenoperation auf einen Blick als richtig, ohne begründen zu können, warum sie diese Gewissheit haben, und Verliebtheit rechtfertigt sich fast regelmäßig mit nachträglichen Begründungen. Und wenn alles in Trümmern liegt und es monatelang nicht mehr Tag werden will, dann überreden wir uns zu sachlichen Begründungen, warum es „so besser sei" – und der Stoff, aus dem der Wundverband besteht, stammt aus den Fasern jener Palmen, die in einen unbegrenzten Himmel des Vertrauens und der Harmonie wachsen hätten sollen – verrückt, oder? Ich glaube nicht – man war einfach glücklich und bereit, zu vertrauen und zu wagen. Und man sollte es wieder tun, denn eine Fleischwunde ist noch kein Todesurteil.

Was tun wir also, wenn Kräfte unser Verhalten in Gang gesetzt und erhalten haben, von denen die Sprachebene nichts wusste oder die „in ihren Kreisen" nicht schicklich wären? Ganz einfach – und genau genommen viel zu einfach: In einem folgenden, aber nicht parallelen Arbeitsgang kann ein formales, sprachliches Theorem entwickelt werden, ein Akt des Bewusstseins. Die offizielle Presseerklärung an die Nation gleichsam, wenn etwas schief gelaufen ist, was innerhalb der allgemeinen Wert- und Rechtvorstellungen wieder in Ordnung und Recht aufgelöst werden soll – ohne sich dabei freilich auch nur im geringsten daran gebunden zu fühlen und entsprechend zu verhalten.

Kapitel IV

Emotionen und Gefühle bilden die Grundlage unverzüglichen Handelns und Reagierens

Beginnen wir dort, wo andere Arten geblieben sind und wohin wir öfter wieder sollten, wie ich meine, wortlos und impulsiv, also bei den Emotionen. Das sind Zustände, die durch Lustgewinn und Befriedigung von Bedürfnissen, Verlust oder Bestrafung oder Änderung vorbekannter Wertigkeiten hervorgerufen werden. Befriedigungsaussicht macht positive Motivation, Bestrafung macht Vermeidungsverhalten. Solche emotionalen „Auslöser" sind entweder im Erfahrungshintergrund der Art festgelegt, also instinktiv, oder durch individuelle Lebenserfahrung eingelernt, also erworben.

Zunächst eine Verbeugung vor der Macht der Instinkte und ihrer augenfälligen, zunächst beunruhigenden Beziehungslosigkeit zu Verstand und Sprache.

Eine solche Verbeugung soll stellvertretend für alle verstandesfreien Beurteilungen unserer biologischen Umwelt vor „ruchlosen Gerüchen" stattfinden, denn ihre Wirkung ist magisch, außer wenn sich manche Wissenschaftler an ihre Simulation machen, um zum Rattenfänger im Reich der Sinne zu werden, gleichsam mit der Wunderspraydose im Sack. Wie bei anderen wichtigen biologischen Grundvorgängen hat die Natur solchen Dilettantismus bisher aber zum Scheitern verurteilt. Worum geht es aber? 1991 wurde das Jacobson-Organ beim Menschen wiederentdeckt und damit eine ungefähr hundert Jahre alte

Beobachtung bestätigt und rehabilitiert (Lit. 2). Das Jacobson-Organ ist ein zweites Geruchssystem neben dem Nervus olfaktorius. Zwei kleine Tüpfel am vorderen unteren Abschnitt der Nasenscheidewand, etwa 1½ cm vom Nasenloch entfernt. Das Jacobson-Organ ist nicht für gewöhnliche Gerüche empfänglich, sondern für eine Reihe von Substanzen, die keinen erkennbaren Geruch haben. Es steht in keiner funktionellen Verbindung zur Großhirnrinde als der Hauptinstanz unseres Verstandes, sondern zu jenen Regionen des limbischen Systems (1), die Emotionen für Paarungsverhalten und andere art- und lebenserhaltende Funktionen bilden und koordinieren (Lit. 1, 5); limbische Strukturen, die wortloses Wohlbefinden und tiefes Glück bewirken. Sie bilden hier kein Bindeglied zu unserem Bewusstsein wie beim olfaktorischen Geruchssinn, sondern eine Art chemische Verrechnungsstelle für unbewusste Eindrücke, für alles, was „wohligen Schauder", „augenblickliche Antipathie" und „unwiderstehliche Anziehung" erzeugt. Das Jacobson-Organ und seine Verbindung zum limbischen System sind gleichsam unser unbewusster Partner in Nase und Gehirn, ein bezaubernder, manchmal aber beängstigend alleinbefugter Autopilot essentiellen und imperativen, leidenschaftlichen Individualverhaltens. Eigenartig, dass Menschen sich oft „unterestimiert" fühlen, wenn man feststellt, sie duften wunderbar – ohne Deo oder Parfum, versteht sich, und ohne dass man diese Empfindung näher beschreiben könnte. Vielleicht wissen sie ja auch, dass dieser Duft das Ehrlichste und Schönste ist, was sie haben, und dass er Gesetzen gehorcht, die stärker sind als die Wirkung von Worten, Geld und Protektion. Das verunsichert eben, weil es sich im Gegensatz zu allem anderen der Kalkulierbarkeit entzieht und nicht wieder kaufen lässt, sollte man es verlieren.

Ein paar Anschauungsbeispiele – sicherheitshalber aus der Tierwelt –, die zeigen, welch zwingende Autonomie das Jacobson-Organ hat. Der Mensch bildet da keine Ausnahme, wie wache Beobachtung zeigt.

Menschen verfügen über ein besonders gut ausgebildetes Jacobson-Organ, obwohl wir nicht mit der Nase am Boden haften. Unser Bodenabstand hatte Sigmund Freud **(18)** ursprünglich veranlasst zu behaupten, dass der Geruchssinn allgemein für den Menschen keine besondere Bedeutung habe. In Wahrheit nutzen wir ihn aber, und das Jacobson-Organ im besonderen, um Informationen über unsere Mitmenschen einzuholen, die wir auf keine andere Art erhalten können. Sexualität ist bei Säugetieren immer mit Aromen verbunden. Bei dieser Gelegenheit: Lieben Sie Trüffel? Trüffel enthalten eine Nachahmung von Pheromonen des Ebers, weswegen man weibliche Schweine zu ihrer Suche verwendet. Der Fund wird durch eine unverzügliche Duldungsstarre angezeigt, die Paarungsbereitschaft signalisiert. Dieser Verhaltensreflex wird physiologisch durch Ebergeruch bewirkt, und der ist dem Trüffelgeruch eben sehr ähnlich. Das weibliche Schwein ist bezaubert und bemerkt ob der Betörung nicht, dass weit und breit kein Eber ist. Ein Detail am Rande: Trüffelaroma stimmt auch mit einem männlichen Duftstoff überein, welcher in den Achselhöhlen freigesetzt wird. Wir haben vorhin gesagt, dass Pheromone geruchlos sind, jetzt ist von Duft und Aromen die Rede. Aufklärung hier: Der moschusartige Duft, den Trüffel und Achselsekret gemeinsam haben, ist ein Duftmarker, also etwas Olfaktorisches, der die Ausströmung von Pheromonen begleitet. Allgemein sind Frauen sensitiver in der Wahrnehmung moschusartiger Düfte, und diese Sensibilität erreicht gegenüber männlichen Pheromonen genau zum Zeitpunkt des Eisprungs ihren Gipfel.

Kurz zusammengefasst: Pheromonelle Botschaften gelangen vom Jacobson-Organ direkt zum limbischen System, wo sexuelles Verhalten programmiert wird. Die meisten Säugetiere besitzen neben diesem Rezeptor für „Ruchloses" (so wie wir) das olfaktorische „Zweitsystem" für „Ruchbares". Von der Nase aufgegriffene olfaktorische Duftbotschaften werden zunächst auch an die Großhirnrinde geleitet und nicht nur ins limbische System. Dies zur Grundlage unserer bewussten

Geruchswahrnehmung und der daraus abgeleiteten Möglichkeit, unsere Geruchsempfindung in Worte zu fassen.
Beispielsweise um an jedem Kleidungsstück den Duft des geliebten Menschen zu bemerken, ihn als Ganzen wie eine Landschaft aus Düften zu erschließen und wochenlang in Erinnerung zu behalten. „Ich habe kein Fenster geöffnet, um wenigstens deinen Duft zu haben, als du fort warst." So drückt sich oft die Sehnsucht aus. Oder zu finden, dass ein gehaltvoller Chardonnay nach überreifer Banane „schmeckt", was den Dufteindruck gleichermaßen einbezieht. Oder zu „wissen", dass man einen Duft kennt, aber die verbale Entsprechung erst nach einigen Anläufen oder einem gemeinsamen Kosten und Schnuppern findet. Ein diskreter, aber mit der Sicherheit der gemeinsamen Beurteilung festgestellter Burgunderabgang in einem Champagner, den man ab jetzt bevorzugt bestellen wird – nur als Beispiel dafür, wie aufregend und vielfältig die Welt der Düfte und Geschmäcker sein kann.

Der Weg olfaktorischer Geruchsempfindungen über das Großhirn ist nicht nur beglückend, weil man dadurch etwas vermitteln und „mit-teilen" kann, sich im Besitz von etwas Gemeinsamem weiß, sondern er ist von Zeit zu Zeit lebenswichtig. Die Relativität dieser Aussage bedarf keiner weiteren Ausführung, denn manchmal wäre es wahrscheinlich besser, das Bewusstsein und seine Sprachkonstrukte würden sich nicht in Dinge einmischen, zu denen sie wenig Bezug haben – auch im anatomischen Sinn des Wortes. Denn die pheromonellen Parallelbotschaften, so vorhanden, entgehen ja der Zensur, und damit wird lückenlose Kontrolle unmöglich. Der Mensch hat gelernt, das bewusste Erkennen eines Geruchs zu unterdrükken. Wir schalten unser Geruchsbewusstsein ab, um unsere Aufmerksamkeit anderen Dingen verstärkt zuwenden zu können. Und damit tun wir etwas, wozu die meisten anderen Spezies nicht fähig sind. Die unmittelbare Folge dieses Talents ist, dass wir auf Kosten des Geruchssinns unsere Wahrnehmung auf anderen Gebieten steigern (Lit. 2). Ist ein Mensch unfähig, normal schwingungsfähige Emotionsspektren aufzubauen, so wird das

Jacobson'sche System stark in seiner Funktion beeinträchtigt, wie die mindere Reaktion von Depressiven auf pheromonelle Reize zeigt (Lit. 1, 2, 5). Aber nicht in allen Bereichen sind Emotionen so autonom und imperativ wie bei Sexualität und Fortpflanzung.

Emotionen geben allem Erleben positive oder negative Gewichtung und verstärken so seine Verankerung im Gedächtnis (Lit. 1, 6). Dazu werden im ersten Arbeitsgang – den ich zur besseren Anschaulichkeit aus einem Funktionskreis heraushebe – aktuelle Sinnesreize zu einem zeitlich/örtlichen episodischen Ablauf zusammengeführt (Abb. 3) (diese und alle

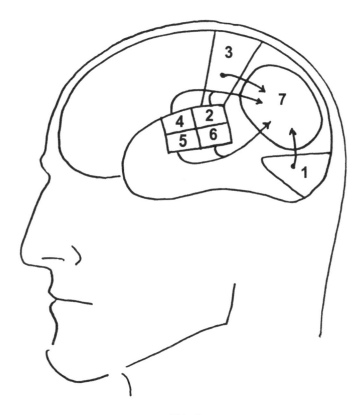

Abb. 3

weiteren Funktionsabbildungen stark schematisiert). Was wir
gleichzeitig sehen (Abb. 3, Feld 1), hören (Abb. 3, Feld 2), fühlen (Abb. 3, Feld 3), riechen (Abb. 3, Feld 4), schmecken
(Abb. 3, Feld 5) und was unser Gleichgewichtssystem über
unsere Kopf- und Körperposition im Raum sagt (Abb. 3, Feld 6),
das wird auf sinnesspezifischen Rindenfeldern des **Großhirns
(7)** (Abb. 2) aufgezeichnet (Abb. 3, Felder 1–6), als Sinnes-
modalität wahrgenommen und letztlich zur Summe einer äußeren und inneren Realität zusammengeführt, also mit den
anderen Sinnesmodalitäten integriert (Abb. 3, Feld 7). Die
räumliche Position eines Objektes (Informationsausgang von 7)
und seine Merkmale wie Form und Farbe (Pfeilsequenz von 1)
sind zwei Informationsstränge, die der „Haltefunktion" unserer Erinnerung im **Hippocampus (12)** (Abb. 4, Feld 8) zugelei-
tet werden. Abb. 5: Hier wird die reale Episode durch Aktion
des **Mandelkerns (13)** (Abb. 5–7, Feld 9) emotional gewichtet.
Diese emotionale Encodierung verstärkt die Information, wertet sie gleichsam auf, und zwar weil sie entweder einen art-
biologisch relevanten Inhalt trägt oder weil sie zu individuell
Gelerntem in einem engen – positiven oder negativen – Verhältnis steht. Der biologische Nutzen dieser Verarbeitungs-
weise besteht darin, Situationen mit identem emotionalen

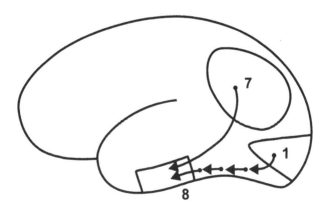

Abb. 4

Gehalt rasch zu erfassen (als lustbereitend oder gefährlich) und ein bereits bewährtes Verhaltensmuster darauf anzuwenden. An diesem Scheideweg kann das emotionale „Wissen" der Art mit dem des Individuums und seiner Erfahrung übereinstimmen, und damit erhält die Sinneswahrnehmung eine weitere

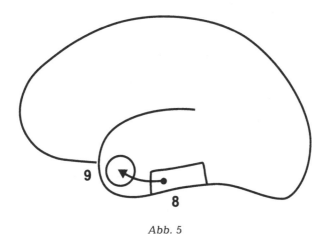

Abb. 5

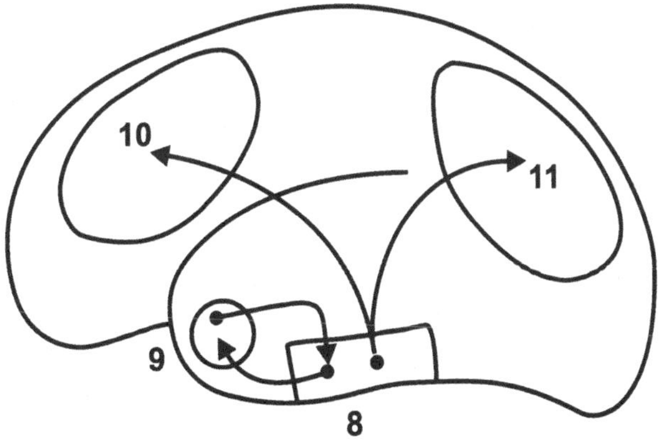

Abb. 6

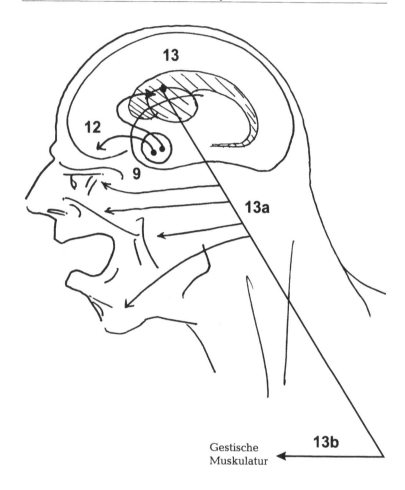

Abb. 7

Verstärkung. Es kann aber auch – wie zumeist – einen Kon-
flikt mit ungewissem Ausgang zwischen Instinktregung und
individueller Konditionierung geben. Ein Prioritätenstreit also,
zwischen dem, was die Zielmotivation unseres überindividu-
ellen Erinnerns vorgibt, und was die persönlich-individuelle
Erfahrung vorschlägt zu tun. Jedenfalls wird alles, was im

Positiven oder Negativen mit arteigenen oder anerzogenen Emotionen verbunden ist, gut und sicher in unserem Gedächtnis verwahrt – nicht im „Haltespeicher" des Hippocampus (Abb. 4–6, Feld 8), sondern nach Weiterleitung von dort im Langzeitspeicher des **Stirn- und Scheitellappens (11, 14)** (Abb. 6, Felder 10 und 11, Abb. 2). Das folgende Zitat von John Locke aus dem 17. Jahrhundert halte ich für interessant, weil es zeigt, dass Beziehungen zwischen Phänomenen durch sorgfältige Beobachtung richtig erkannt werden können, selbst wenn die Mechanismen dafür erst Jahrhunderte später klarer werden:

„Die Aufmerksamkeit und die Wiederholung tragen viel dazu bei, gewisse Ideen im Gedächtnis zu fixieren. Der tiefste und dauerhafteste Eindruck wird aber naturgemäß zuerst durch die Ideen hervorgerufen, die von Freude oder Schmerz begleitet sind. Da es die Hauptaufgabe unserer Sinne ist, uns auf das hinzuweisen, was dem Körper schadet oder nützt, so ist es, wie schon gezeigt, von der Natur weise eingerichtet, dass die Aufnahme verschiedener Ideen von einem Schmerzgefühl begleitet ist; dieses Gefühl vertritt bei Kindern die Stelle der Betrachtung und des Schließens, bei Erwachsenen wirkt es rascher als alle Betrachtung; so veranlasst es alt und jung dazu, schmerzerregende Objekte mit der im Interesse der Selbsterhaltung notwendigen Eile zu meiden, und schärft jedem Gedächtnis für die Zukunft Vorsicht ein" (John Locke, Versuch über den menschlichen Verstand, Lit. 6).

Bitte versuchen Sie nun Folgendes: Gehen Sie Ihre intensivsten Erinnerungen durch und Sie werden finden, dass alle mit starken Emotionen verbunden gewesen sind. Das Aufregendste und Schönste oder die schlimmsten Stunden in Ihrem Leben. Sie werden außerdem finden, das alles, was gegenwärtig diesen Erinnerungsinhalten nahe kommt, auch die ursprünglichen Emotionen wieder wachruft. Ein eigenartiges Gemisch aus damals und jetzt entsteht – ob wir wollen oder nicht. Und so spannt die Vergangenheit unmerklich einen unsichtbaren

Zaun, einen gitterlosen Käfig um unser gegenwärtiges Leben.
Sie tut dies in Kooperation mit unserer Grundstimmung, dem
Temperament also, und den häufig intransparenten Sprachkonstrukten, mit denen unser Verstand aus dem Konkreten das
Allgemeine ableitet und uns Rechtfertigungen liefert für so
manches, was besser nicht stattgefunden hätte. Davon noch
später, aber davor eine kleine neurophysiologische Zwischen-
bilanz:

Sinneswahrnehmungen gehen zunächst in den hippocam-
palen Haltespeicher und lösen von dort her via Mandelkern
Emotionen aus, die mit bereits abgelegten Inhalten des Lang-
zeitspeichers in Zusammenhang stehen können, sofern sie
nicht instinktgewichtet, sondern individuell konditioniert sind.
Solche Erinnerungen werden dadurch synchron zum neuen
Sinnesreiz aktiviert. So verbindet sich Bekanntes mit Neuem
zu einem emotional stimmigen Kontext. Der neue, oft ja nur
flüchtige und inkomplette Sinneseindruck gerät dabei unter
die vervollständigende Wirkung alter Inhalte, die das emotionale System als übereinstimmend erkannt und zeitsynchron
aufgerufen hat. So inszeniert unser Gehirn fiktive Vollständig-
keiten, um allem, was auf uns einwirkt, rasch die wahrschein-
lichste Bedeutung vor unserem instinktiven oder individuellen
Erfahrungshintergrund zu geben. Blicken Sie in den Wolken-
himmel und Sie werden aus den flüchtigen Erscheinungen der
ziehenden Formationen viele Gestalten „herauslesen", die ein
anderer so nicht sehen würde. Versuchen Sie es nun mit einem
geliebten Menschen gemeinsam – Sie erleben die schöne Übereinstimmung mit ihm auf eine besondere Art. Die Fähigkeit
zur Vervollständigung in Ihrem eigenen Gehirn und die Sug-
gestionskraft des anderen, wenn er ihnen vermittelt, was er
sieht – denn schon sehen Sie es beide gemeinsam. Dies ist nur
ein Beispiel dafür, wie wichtig es für die Entwicklung von
Vertrautheit und Zuneigung ist, gemeinsam zu sehen und zu
spüren, anstatt nur zu hören und zu reden.

Abstrakte, sprachliche Inhalte ohne „emotionale Gewichtung" geraten regelhaft zu blassen und flüchtigen Gedächtnis-

inhalten. Sie müssen daher dem emotionsoffenen Gehirn des Kindes in endloser Wiederholung eingetrichtert werden, wie leidenschaftslose Lehrer und ihre Opfer wissen. Ebenso sicher wissen wir aber auch, dass ein abstrakter Inhalt, wenn er an ein konkretes Beispiel gebunden ist, leichter gemerkt wird. Warum? Weil auf diese Art sein episodischer Kontext, die Vielzahl seiner sinnlichen Eigenschaften und Merkmale heraufbeschworen wird. Darin liegen viele emotionale Wertigkeiten und damit viele assoziative Anknüpfungen.

Die Sinneseindrücke, die uns dauernd erreichen, und ihre jeweilige Wahrnehmung sind und bleiben etwas „Individuelles", wie wir alle ja wissen. Aber es ist irgendwie beunruhigend, die Relativierung noch weiter ausdehnen zu müssen, denn derselbe französische Liebesfilm, zu zwei verschiedenen Zeitpunkten gesehen, löst oft ganz unterschiedliche Empfindungen aus – und das nicht nur deshalb, weil man ihn eben schon zum zweiten Mal sieht. Abschiedsbriefe oder ersehnte SMS-Mitteilungen jetzt und drei Stunden später gelesen und den Tag darauf wieder, lassen ebenso viele Deutungen zu, unsere Hoffnung wächst und schwindet gegenläufig zu unserer Verzweiflung. Viele Briefe im Zustand der Trauer um eine Liebe werden nicht geschrieben, weil sie jeden Tag mindestens zehnmal verschieden lauten würden. Unsere aktuelle Stimmung in ihrem Wechsel bestimmt nämlich die Auswahl dessen, was wir aus unserem Gedächtnisspeicher jeweils abrufen – abrufen, um es in Interpretationen oder Planungen einzubauen, womit wir die Lücken schließen, die unsere aktuellen Sinneseindrücke immer aufweisen. Dadurch erscheint derselbe Abschiedsbrief in ständig wechselnder Beleuchtung, bis der Kummer überwiegt und das Licht erlischt – Finsternis der Trauer.

Eine pathologisch starre – depressive – Grundstimmung hebt alle Schwingungen auf und schickt jede Wahrnehmung durch einen grauen Filter, in dem alles Licht und alle Farbe erstickt. Hier wird aus dem Speicher geholt, was zur Vervollständigung einer endlosen Trauerprozession passt, auch wenn es sich um eine Hochzeit oder Taufe handelt.

Bitte erinnern Sie sich: Gedächtnisinhalte mit bestimmter emotionaler Gewichtung werden in gleich gestimmten Gemützuständen bevorzugt aufgerufen. Das heißt, in einer traurigen Stimmung fallen uns bevorzugt traurige Geschichten ein und emotionelle Starre treibt unsere Reizverarbeitung in eine Variationsverarmung bis ins vereinheitlichte Lebens-Moll. Wir haben bisher gesehen, dass der Mandelkern als emotionaler Weichensteller in unserem Gehirn Sinnesinformationen bewertet. Dass er zum pheromonellen System eine besonders innige und von übergeordneter Instanz wenig kontrollierbare Beziehung unterhält. Dass er in wenig berechenbarer Art dazu beiträgt, Gegenwärtiges mit dem Vergangenen abzumischen, und daraus eine äußere und innere Realität entstehen lässt. Der Mandelkern hat aber auch Motivationsfunktion für unsere Planungsstrategien, die in den vorderen Anteilen des Stirnlappens (Abb. 7, Feld 12; Abb. 2) ablaufen. Dort geraten Dr. Jekyll und Mr. Hyde aneinander – aber, und das ist die traurige Nachricht: aus dem weißen und dem schwarzen Raben wird im Regelfall ein grauer Sperling zurechtgemacht. Kein funkensprühender Kampf von Lust und Vernunft, sondern ein uniformiertes ungeniertes Bröselsammeln in allen staubigen Ecken und Winkeln.

Der Parcours in die Planungsabteilung des Gehirns erinnert an einen österreichischen Ämtervormittag mit vielen Weiterweisungen in den nächsten Stock, einen anderen Trakt zum Schalter Nr. 3, der bis vor fünf Minuten dem Vernehmen nach noch geöffnet war. Emotionen haben demgegenüber etwas Unverzügliches – sowohl im österreichischen Amt als auch sonst – und weil das so ist, hat der Mandelkern direkte Verbindungen zu den so genannten **Stammganglien (15)** (Abb. 7 und Abb. 1, Feld 13). Dort werden die archaischen motorischen Programme einer „lesbaren" Mimik (Abb. 7, Feld 13a) und Gestik (Abb. 7, Feld 13b) in unmittelbare Haltung und Bewegung übersetzt, die unseren emotionalen Aktualzustand nach außen klar machen und ihn mit kognitiven Funktionen synchronisieren zu stimmigem Gesamtverhalten. Spontane Aktion also, ohne den Zusatz „Noch etwas Geduld, wir planen ja schon fieberhaft", denn das hat einen biologisch realen und relevanten Gegner noch nie abgeschreckt – wohl aber ein Gesichtausdruck und eine Körpersprache, die sagt, dass hier der Spaß ein Ende hat (Abb. 7). Wer das aber ankündigt, muss auch Mut, Kraft, Ausdauer und ein mentales Gefühl für unverzüglich Dringendes haben. Das ist keine ausschließliche Hirnleistung mehr. Nein, jetzt wird der Gesamtorganismus unter Waffen gerufen, wenn der Feind greifbar vor der Türe steht. Der Informationskanal, die Kriegstrompete für die Generalmobilmachung, ist der Hypothalamus, den Sie schon kennen (2) (Abb. 1, HT), und am Blutweg werden alle Organe auf den bevorstehenden Kampf eingeschworen. Dieses Funktionsprinzip ist mit Hinblick auf alle Belange der Arterhaltung souverän. Bedenken Sie die wunderbare Ruhe und Kaltblütigkeit der Aktion, wenn wirklich einmal – ausnahmsweise – etwas Gefährliches passiert. Wie kleinlich, zermürbend und krankmachend sind dagegen die dauernden Brandschutzübungen, die unser „frontalhirniger Stab für Planungsangelegenheiten" ununterbrochen abhält. Und ob wir wollen oder nicht, die Feuersirene im Übungsfall erzeugt Herzklopfen, so wie die Mittagsglocke imperativen Appetit, obwohl es nirgends brennt und wir auch wissen, dass das so ist, und der „echte" Hunger um zwölf Uhr mittags genauso nicht vorhanden oder um nichts größer ist als zehn Minuten vor dem Geläute. Ivan Petrovitsch Pawlow und sein Hund winken aus ferner Vergangenheit. Dieser Hund war nicht nur ein Held der russischen Wissenschaft, sondern auch beklemmender Beweis dafür, dass ein Gehirn mit großer Lernkapazität zuletzt ganz und gar ohne weiterbestehende biologische Notwendigkeit zu allen möglichen Reaktionen gebracht werden kann, die den ganzen Organismus einbeziehen, ihn nicht in seinem Lebenskampf unterstützen, sondern im Gegenteil krank machen. Die Vielfalt psychosomatischer Leiden bezeugt dies eindrucksvoll.

Von Erinnerungsbausteinen zu komplexen Auffassungen: eine kurze Rückschau und einige Konsequenzen

Auffassungen unserer inneren oder äußeren Realität werden aus vielen emotional verknüpften Komponenten aufgebaut, zu einer kontextreichen Erinnerung verbunden und bei Relevanz für unser weiteres Leben im Langzeitspeicher von **Stirn- und Scheitellappen (11, 14)** (Abb. 2; Abb. 6, Felder 10 und 11) konserviert.

Anhaltende positive oder negative Emotion selektiert stimmige positive oder negative Gedächtnisinhalte aus dem Langzeitspeicher, die dann das jeweilig aktuelle Verhalten mitbestimmen, als dessen Kulisse gleichsam oder als Vervollständigung.

Der Mandelkern im vorderen Schläfenlappen und die der Schädelbasis zugewandten Anteile des Stirnlappens (so genannter orbitofrontaler Cortex) verknüpfen primär neutrale Reize wie Bilder, Objekte oder Gesichter mit einer Emotion und bestimmen deren Wertigkeit als Erinnerungsinhalt. Sie werden damit zur Referenz für den Wiederholungsfall – oder was das jeweilige Gehirn dafür hält.

In diesem Arbeitsgang wird der Reiz zunächst auf der Ebene der Objektanalyse im unteren Schläfenlappen verarbeitet und dann im Mandelkern positiv oder negativ emotional gewichtet (Abb. 5 und 6, Felder 8, 9). Rindenfelder des Großhirns, die zum Mandelkern projizieren, vermitteln Informationen für sozial wichtige emotionale Reaktionen, besonders Identitätsmerkmale eines Individuums wie Mimik und Gestik und deren Bedeutung.

Diese Funktion ist biologisch sehr wichtig, denn sie macht das soziale Verhalten anderer vorhersehbar. Die Empfindung der Authentizität einer Persönlichkeit ist oft aufgebaut aus wenigen mimischen und gestischen Elementen, dem Klang der Stimme, dem Gangbild und der Körperhaltung. Das zeigt jede Retrospektive einer positiv oder negativ beeindruckenden neuen Bekanntschaft. Man erinnert sich zumeist nicht an das, was geredet wurde, sondern empfand das Reden vielfach als

Vorwand, um weiter in gegenseitiger Nähe bleiben zu können, wenn es schön war. Oder man empfand objektiv banale Sprachäußerungen so interessant und aufregend wie noch nie. Andererseits: Paradoxien zwischen Mimik/Gestik eines Menschen und seiner sprachlichen Positionsvermittlung werden – meist unbewusst – sehr rasch erfasst und bestimmen ein abwartenddefensives Verhalten oder ein Gefühl von Ablehnung und Antipathie. Vom Mandelkern erfolgt die Informationsweiterleitung an drei Ausgangshauptkanäle für ein situationsgerechtes Reaktionsprogramm:

■ Autonome und hormonelle Reaktion wie das verliebte Herzklopfen, die Schamesröte oder der kalte Angstschweiß.

■ Unwillkürliche motorische Reaktion auf erwartete Belohnung oder Bestrafung, also gestische und mimische Äußerungen der Körpersprache (unter Einschluss der vorderen Stammganglien). Am besten zu beobachten auf Abendgesellschaften, wo sich entscheiden soll, welcher Bückling die größte Gnade findet.

■ Planungsstrategien nach dem Prinzip „wenn – dann": „Ich denke, er denkt, folglich jetzt dies, und dann mal schauen, wie es wirkt!". Oder mit noch mehr Augenblicksverachtung im übertragenen Sinn nach Wilhelm Busch. „Schön ist es auch anderswo, und hier bin ich sowieso."

Situationsgerechtes emotionales Verhalten erfordert rasches Entschlüsseln und ständige Neubewertung von Inhalten, also ständiges „Neulernen". Häufiger lernen wir aber nicht neu, sondern ordnen alles, was die Chance des Neuen in sich hätte, nach gewohnten Prinzipien unter die Rubriken, die uns wichtiger geworden sind, als das Abenteuer, weil dort Sicherheit versprochen und hier Ungewissheit befürchtet wird. Diesen Scheideweg empfinden wir oft gar nicht so unerbittlich und kontrastscharf, weil eine zweite, dauernd wirksame und bei Überwertigkeit verhängnisvolle Reaktionsform die Härten nimmt: das Ergänzen aus dem Fundus von Erinnerung und

Erfahrung, wodurch das Neue rasch zu „quasi Bekanntem" umgearbeitet wird und so seinen Duft und Schmelz verliert. Dafür ist es jetzt aber ungefährlich, fade, aber endlos haltbar wie ehemals Großmutters eingekochte Kirschen im Rexglas.

Kapitel V

Das Gedächtnis ist die Zeitbühne unserer Biographie und unserer Umwelt

Versuchen wir kurz eine neuroanatomisch-schaltungstechnische Definition von Gedächtnis: Erinnern geschieht innerhalb einer zeitlichen Reihenfolge von Geschehnissen. Die Wahrnehmung der „Zeitlichkeit" von Außen- oder Innenwahrnehmungen verdanken wir der sogenannten „rekurrenten Verbindung". Das heißt, einlaufende Informationen zirkulieren im neuronalen Schaltkreis so, dass sie nachfolgende Informationen eingangsseitig beeinflussen. Die jeweils aktuelle Situation erhält so eine Chronologie und das System verfügt ab hier über eine eigene „Vergangenheit". Ohne sie hätten wir keine geordnete zeitliche Vorstellung von Vorgängen, also für Ursache-Wirkungs-Beziehungen, und wären damit blind für eine Hauptdimension der Realität. Die einzige Reaktion auf alles, was uns begegnet, wäre eine unverzügliche freudvolle oder defensive Zuckung, und wir wüssten nicht, dass wir auf gleichartige Reize bereits ebenso oder anders reagiert haben. Das Leben wäre „Augenblick total".

Hier sollte man sich etwas klar machen: Die Funktion unseres Nervensystems ist immer eine gegenwärtige, man könnte also sagen, das einzig „Wirkliche" ist der Moment, aber wir nehmen abgelaufene Momente gleichsam in unsere Gegenwart mit hinein, können sie von ihr unterscheiden, wenn unser Gehirn normal funktioniert, obwohl jede neue Sinneswahrnehmung den Filter der Erfahrung durchlaufen muss und so aus Augenblick und Vergangenheit ein eigenartiges Gemisch entsteht. Aus beiden bilden wir einen Plan für das, was wir meinen

„kommen zu sehen". Also die Zukunft – und das ist, im Schlimmen, aber Allgemeinen, eine stereotyp nach vorne weitergeschriebene Vergangenheit, sicher, profitabel – und langweilig, denn je besser wir alles vorhersehen, umso mehr erübrigt sich, es tatsächlich noch zu erleben. Man weiß ohnehin, was kommt, kann sich aber zum schwachen Trost lobend auf die Schulter klopfen mit den Worten: „Genau das hab ich erwartet."

Einfache Lebewesen verfügen in ihren Nervensystemen wie gesagt nur über die Möglichkeit unverzüglicher Reaktion auf Veränderungen des äußeren oder inneren Milieus. Ihre Aktion ist weit überwiegend eine Re-Aktion ohne Verzug gegenüber dem Aktionsauslöser, immer eine Art Zuckung also.

In komplexen Nervensystemen, und damit besonders im Menschengehirn, ist Erinnerung hingegen auch eine Treibkraft der Wahrnehmung und steht in enger rückbezüglicher Verbindung zu den Emotionen.

Jeder wichtige Erinnerungsinhalt – wichtig im Interesse der Arterhaltung oder der individuellen Erfahrung – hat emotionale Gewichtung. Und Emotionen können Erinnerungen wachrufen, die ihrem Stimmungsgehalt entsprechen.

Kurz: Das Gedächtnis ist die Bühne unserer Identität, unseres Handelns und Gestaltens in „Kooperation" mit unseren Emotionen. Andererseits ist das Gedächtnis der Fundus für die Sprache, die aus erlebter Wirklichkeit Symbole und Abstraktionen macht. In so genannten Kulturkollektiven ist es aber oft nicht der einfache und „gesunde" Prozess, aus selbst Erlebtem Abstraktionen herzustellen und diese als Symbole für die konkrete Realität zu verwenden. Sie zu verwenden, um darauf neue Erlebnisse zu gründen. Nein, viel häufiger füttern wir unser Gedächtnis mit Abstraktionen von Realität, die wir nicht wirklich erlebt haben und die wir unter dem Titel „theoretisches Wissen" für besonders attraktiv halten. Und attraktiv ist solches Wissen auch – überall dort, wo übereinkunftsgemäß keine Nagelprobe „in Wirklichkeit" gefordert wird. Man memoriert, imitiert, assoziiert, kommuniziert und reflektiert, ist sofort orientiert und erstrahlt im Spiegelglanz der Beeindruckten – und dann geht man wieder nach Hause. Es war ein Wettbewerb „in apropos", und morgen ist nichts mehr davon da. Was aber nicht stört, denn die nächste Einladung kommt gewiss. Diese Vorgangsweise scheint in ihrer Folgenlosigkeit sicher, ist aber trotzdem nicht frei von Gefahren für den „Anwender".

Aber davor noch kurz weiter im Schaltplan der Erinnerung: Die Gedächtnisfunktion steht auf zwei Basissystemen, in denen der Hippocampus **(12)** des Schläfenlappens (Abb. 2–4, Feld 8) Schlüsselfunktion hat.

Ein neuer Bildgegenstand, ein Mensch, ein körperliches Merkmal, irgendeine Assoziation, erscheinen in Form eines Ereignisses, mit vielen zeitlichen, räumlichen, gestischen, mimischen Bezügen – also eine Episode. Dieses Ereignis reflektiert artrelevante Interessen oder Interessen, die auf individuellen Erfahrungen gründen.

Zwischen der Hirnrinde und dem Hippocampus sind die Bahnverbindungen nach beiden Richtungen offen. Daher kann eine Erinnerung unter Zuwachs ihres Umfangs durch Rezirkulation von Impulsen in Folgeschritten ausgebaut und erweitert werden.

Nachträgliche „Komponentenaktivierung" ermöglicht den Wiederabruf des gesamten Ablaufs („Assoziationen", Stichwort etc.). Das Ergebnis ist die Reproduktion der gesamten Episode (in zumeist positiv oder negativ „idealisierter" Form, bearbeitet durch Löschungen hier und Verstärkungen da).

So beunruhigend und doch so wahr: Es ist gut, dass man an die Vergangenheit schöne Erinnerungen bewahrt, aber es bedeutet, die Arbeitsweise des Gedächtnisses nicht zu kennen, wenn man sich im blinden Vertrauen auf die Erinnerung in die Vergangenheit zurückwünscht. Erinnerungen sind – wie gezeigt – nicht einfach abgelegte und neutral konservierte Wirklichkeitsfragmente, sondern sie werden, ohne dass wir es bemerken oder wollen, nachbearbeitet und verändern sich so mit der Zeit. Sie sind Metamorphosen der Wahrheit, auf dem Weg durchs Gedächtnis vielfach modelliert und verformt. Und insofern fragte sich unter anderem Pontius Pilatus zu Recht: „Was ist Wahrheit?"

Mit dem Empfinden authentischer Wahrheit erinnern wir – in meist unabschätzbarem Umfang – ein Trugbild dessen, was „wirklich" war. So wird aber auch Geschichte geschrieben. Und es verwundert nicht, dass eine solche Geschichte die Gegenwart in immer neuen Unsinn verwickelt. Die durch „Verarbeitung" verformte Vergangenheit spielt ununterbrochen in die aktuelle Gegenwart, diese wirkt auf die Erinnerungen zurück, und aus dem zweifelhaften Mix aus beidem konstruieren wir unsere Zukunft. So sieht sie dann auch aus – wie noch gezeigt werden soll.

Was hier bereits klar ist: Wir sind Gefangene unserer biologischen Grenzen und unser Hirn spinnt unsichtbare Gitter für den Lebenskäfig, in dem wir zumeist sitzen bleiben, obwohl er nicht unüberwindlich wäre. Aber wir haben die tragische Tendenz, diese Grenzen um uns herum nur noch enger zu ziehen – aus Angst, aus dem Bedürfnis nach einer Sicherheit, die wir um den Preis der Freiheit, die uns gehören könnte, kaufen.

Kapitel VI

Reden statt Handeln, Vorstellung statt Wagnis – der rationale Verstand, ein biologisches Einsparungsprogramm?

Kalkulierende Verhaltensplanung ist eine Teilleistung der entwicklungsgeschichtlich „neuen" Sprache, die mittels Symbolen viele Schritte unseres Handelns im Voraus berechnet und Kurzzeitbelohnungen zugunsten eines Langzeitplans zurückstellt. Die Verarbeitung in diesem System basiert auf Begründung und Rationalität. Mögliche Aktionen werden im Vergleich erwogen. Die Wertigkeit eines Außenreizes als belohnungsträchtig oder bestrafungsgefährdet ist von der Funktion des Mandelkerns und des vorderen unteren Stirnhirnlappens abhängig.

Mit der Sprachfunktion beginnt im menschlichen Nervensystem ein neuartiges Verfahren von vielstufigen Planungen unter Verwendung von begriffsgestützten gedanklichen Ablaufsszenarien. Dadurch werden Aufwand und Risiko einer realen Versuchsaktion stark reduziert – aber der Hüftumfang nimmt gegenläufig zu.

Reiz – Motivation – Handlung! Diese direkte Wirkungskette wird zugunsten eines abstrakten Ablaufs verlassen, einer Manipulation mit Begriffen, für das, was uns umgibt, betrifft, bewegt etc. (Innen- und Außenwelt) – ohne sich in Gefahr zu begeben und ohne die Hände schmutzig zu machen. Allerdings – und das ist wert, bedacht zu werden – operiert dieses System mit Fakten der Vergangenheit und denen der gegenwärtigen Situation, um eine Zukunft „vorherzusehen". Das bedeutet:

Das Material, woraus die Zukunft virtuell geschaffen wird, ist hauptsächlich die Vergangenheit, im schlimmsten Fall eine mechanisch nach vorne weitergeschriebene, allenfalls noch konturverschärfte Vergangenheit, eine reizabgeschirmte Wiederholung also, wenn es aufs Schlimmste hinausläuft. Wie meilenweit verstandesmäßige Vorstellung von der „wirklichen Wirklichkeit" abweicht, wie armselig all die komplizierten Erörterungen und faktischen Spitzfindigkeiten sind, weiß jeder, der sich lange vorgestellt hat, wie es wäre, mit einem Fallschirm abzuspringen, und dann wirklich gesprungen ist – oder der das Glück hatte, nach vielen Versuchen und knapp vor der Resignation den Partner zu finden, der vom ersten Moment an der Richtige war und es auch blieb. Jede Montage aus alten Fakten wirkt vor diesem einzigartigen Feuerwerk des Erlebens uralt und leichenblass.

Aber wir haben uns daran gewöhnt, unserem Verstand und seiner Sprache zu vertrauen, mehr als uns bekommt. Eine besondere Leistung dieses Systems der sprachlichen „Als-ob"-Handlungen sind Gedanken wie: „Ich denke, dass sie/er denkt ..." (Gedanken 2. Ordnung). Gewünschter Effekt: Bessere Vorhersehbarkeit der Verhaltensweise anderer und so bessere Planung im sozialen Umfeld. Planung wovon? Von Vorteil, Prestige, materieller und gewohnheitsmäßiger Sicherheit. Häufig, und vielleicht häufiger, als uns klar wird, erzeugt dieser Verarbeitungsmodus aber zunehmende Entfernung von realen Ursachen und Hintergründen. Das geschieht offenbar deshalb, weil man sich von Schlüssigkeiten, die uns die Sprache vorgaukelt, verführen lässt, die sich gleichsam aus dem logischen Repertoire der Sprache ableiten, in der Logik der Sprache verankert sind, aber nicht in der konkreten Wirklichkeit – die aber keiner mehr kennt, weshalb es keinen mehr stört. Hätte man sich selber durch konkrete Anschauung „ein Bild gemacht", so wäre der wahre Sachverhalt mühelos erkennbar gewesen. Man hätte dann nämlich seinen Instinkt, seine sinnliche Anschauung zur Seite gehabt und wäre alarmiert oder begeistert gewesen. Aber man hat sich schon zu sehr daran gewöhnt, der Sprache zu trauen, dem, was andere geschrieben haben oder sagen, anstatt den eigenen Sinnen.

Sprache ermöglicht die Reflexion von Vergangenheit in Begriffsform. Damit verlängert sich die Konservierungsdauer gegenüber der vormenschlichen nonverbalen erlernten Assoziation.

Das Prinzip sprachlichen Denkens, wie gesagt, besteht in der Abstraktion und „Konservierung" von Geschehnissen. Und „Bewusstsein" könnte man definieren als die Fähigkeit, über seine eigenen Gedanken zu denken, also Gedanken 2. oder höherer Ordnung zu haben.

Sinneseindrücke, Emotionen, Motivationen können so sprachlicher Analyse und Korrektur durch den Verstand unterzogen werden – das traurigste Kapitel in der langen Geschichte der Sklaverei, wo die Sprache sich zur Autorität über die vielen Naturschönheiten unseres Erlebens aufwirft und inquisitorische Sinngesetze aufstellt, wo früher lustvolle Empfindung und impulsive Handlung waren.

Aber eine durch Kontrolle und Beschneidung verarmte Emotion drosselt ihrerseits die Dampfzufuhr der Sprachmaschinerie, ohne die der Verstand kaum noch wirksam wäre – eine andere Art der Vergeltung. Und langsam verflacht der Lauf zur Linie, ohne Sprünge, ohne Übermut. Es verödet die sprachliche Vernunft, wenn ihr der emotionale „drive" fehlt, den sie selber unterbunden hat.

Zwei Aktionswege, ab jetzt als Route 1 und 2 bezeichnet, leiten uns zu Lohn oder Strafe*

Die „alte" Route 1 (= implizites System) führt über Systeme des Hirnstamms und über den Mandelkern zuletzt zu den

---

* Lit. 1.

Stammganglien, wo das Reaktionsprogramm ausgefolgt wird
(Abb. 7).
Dieser Aktionsweg erzeugt Verhalten in Abhängigkeit von
Beziehungen zwischen Reiz und emotionaler Verstärkung. Die
Auswahl erfolgt nach Reizwertigkeit vor einem aktuellem
Motivationszustand/Stimmungshintergrund. Die Kosten-Nut-
zen-Abschätzung ist unbewusst über eine instinktbestimmte
eingangsseitige Reizbewertung. Wenn Sie eine attraktive Frau
(einen attraktiven Mann) kennen lernen wollen, wählen Sie
Route 1, sonst könnten Sie es nachher bereuen, zu viel geplant
und zu wenig gehandelt zu haben.

Route 2 (= explizites System) ist eine Verarbeitungskette mit
vielen „Wenn-dann"-Scheidewegen zur Erstellung eines „Lohn-
plans". Schon das Wort erinnert an Fließband, Überstunden
und Statistik, an „Sicherheit in Ewigkeit". Das System sieht
Lustverzicht als Teil des übergeordneten Plans vor, wenn dadurch ein höherwertiges Zukunftsziel erreichbar scheint. Diese
Form der Planung benötigt Sprache, einen episodischen und
einen Langzeitspeicher, der Inhalte in korrekter zeitlicher Beziehung hält und so die „Wenn-dann"-Sequenzen stabilisiert.

**Route 1 ermöglicht – ohne Einschaltung des Bewusstseins –
rasche Reaktionen.**
Sie wird aktiviert, wenn die biologische Dringlichkeit keinen
Aufschub gestattet oder die Komplexität der Information keine zeitgerechte Reaktion auf Route 2 erwarten lässt. Wie auch
immer – bei dieser Art der Verarbeitung ist die Latenz zwischen
Erfassung der Situation und Handlung kurz, der zeitliche „Zwi-
schenraum" also ausreichend klein, um die Möglichkeit über-
raschender Situationsveränderungen zu begrenzen. Dadurch
ist die Wahrscheinlichkeit groß, dass eine Handlung situations-
entsprechend abläuft, und eine etwaige doch auftretende Diskrepanz wird sofort augenscheinlich. Eine Handlungskorrektur
oder Ergänzung hat folglich gute Chance auf Erfolg.

Route 2 enthält das Risiko, sich von wirklicher Handlung zu entwöhnen. Die Welt der Sprache scheint bald die „wirklichere" Realität und zuletzt die einzige, die es gibt. Anders als auf Route 1 wird hier die Latenz zwischen Erfassung der Situation und dem fertigen Handlungsentwurf oft sehr lang und die ganze Planerei schwerfällig und umständlich.

Nicht eine konkrete Handlung, sondern Handlungsprinzipien, also Abstraktionen mit breiterer Anwendbarkeit, werden da gefordert und mögliche Störfaktoren aus dem Fundus von Erinnerung und Erfahrung in die Planung einbezogen. Das Prinzip dieser Vorgangsweise lässt die schlaflosen Nächte dessen erahnen, der weiß, wie viele Möglichkeiten eines Hinterhalts es von seinem Standort bis zum Ziel gibt.

Besonders der depressive Charakter findet Angriffe auf seine weit nach vorne gelegten Ziele in Angst machender Vielzahl, und so wird seine Planung eine Fortifikationsanlage mit Mauern und Wassergräben, ein Bollwerk der Angst, das sich aus dem Fundus der Sprache schlüssig begründet. Auch wenn weit und breit keine konkrete Bedrohung vorliegt – aber morgen, und erst recht in einem Monat könnte das schon ganz anders aussehen; die Möglichkeit einer atomaren Katastrophe fürs Erste gar nicht einbezogen. Einzige Lösung scheint hier oft die vollständige Absage an Zielvorstellungen, Verweigerung von Kampf und Einsatz, defensiver Verweis auf frühere Verdienste oder Trost aus finanziellen Rücklagen.

Wirkstoffe, die eine Ausschaltung der Vorsichts- und Rücksichtsforderungen des expliziten Systems bewirken, wie Alkohol, erleichtern gegenwärtig das von Hürden umstellte Vorgehen auf Route 1. In starken Kulturen war dies nicht nötig, denn man räumte der Emotion einen geachteten Platz ein, handelte augenscheinlich und beurteilte Menschen nach ihren Handlungen und Haltungen, nicht nach ihren Monologen.

Die Tendenz zur Vorzugsnutzung anstatt alternierenden Aktion von Route 2 respektive 1 entspringt offenbar einer gewissen Gewohnheitsbereitschaft zerebraler Funktionsauswahl und ist dem emotionalen Grundzustand unterworfen. Der grüblerische

Depressive handelt nicht, und der leichtfertige Manische ent-
koppelt seine unverzügliche Handlungsbereitschaft von einem
Denken, das sehr rasch abläuft, oft aber jede Ordnung verliert.

**Ich habe die Erfahrung gemacht, dass viele Menschen über-
rascht sind, wenn man „Fühlen und Wünschen" anspricht.**
„Wen interessiert schon, was ich fühle? Wie soll man den ersten Schritt finden zum Vertrauen in sich selbst und wie fühlt
es sich an, wenn man fühlt? Müssen Gefühle nicht immer oder
zumindest vorwiegend sprachlich vermittelt werden?", so der
häufigste Wortlaut einer besonderen Form der stillen Verzweiflung.

Lassen Sie mich versuchen zu sagen, was ich darüber denke: Wir alle waren schon einmal ganz kompromisslos verliebt.
Was passiert da? Man wird insgesamt besser, schöner, steht allen
anderen aufgeschlossener gegenüber und wird hingebungs-
voll, mutig, großzügig, aufmerksam, bereit, alles zu wagen,
alles zu geben, Gewohntes zu verlassen und sein Leben neu
zu beginnen – warum? Weil eine anhaltend positive Emotion
die besten Möglichkeiten in uns aufgeweckt hat. Das bedeutet, sie waren immer da und wir haben die großartige Gelegenheit ergriffen oder sie hat uns ergriffen – so fühlt es sich an,
wenn man fühlt! Wir alle haben aber auch erlebt, dass unsere
Gefühle nicht erwidert wurden oder nur kurz, alles wurde zu
kompliziert, ein grausames Katz-und-Maus-Spiel wurde aus
kompromisslosem Vertrauen etc. Ist das nicht der beste Beweis,
dass man sich auf seine Gefühle nicht verlassen kann und Emotionen an die Leine des Verstandes legen sollte? Eine tägliche
Selbstschutzübung, die es uns erspart, Zorn, Hass, Verachtung
und Bitterkeit zu empfinden, und hilft, alles so einzurichten, dass
es nie mehr so weh tun kann?

Ich glaube nein! Auch wenn Begriffe wie „Strategie", „Taktik" in jedem Wochenmagazin auf der Seite der Beziehungs-
und Sexberater als lobenswertes Attribut mit beängstigender
Wortwiederholung vorkommen und materiell orientierte Berechnung als Methode der Schwäche verbreitet sein mag,
denke ich, dass Menschen die Gefühle anderer nicht oft aus

vorsätzlicher Grausamkeit und Mangel an Charakter verletzen, sondern weil sie selber oft nicht wissen, was sie wollen und in Panik geraten, wenn man sie „ernst nimmt". Weil sie nicht vertrauen können und der Grund dafür gewohnheitsmäßiges Lügen und selbstentschuldigtes Betrügen ist. Dass hinter manchem Jagdinstinkt in Beziehungsangelegenheiten eine untröstbare Unsicherheit steht, Bequemlichkeit und der ebenso feste wie unreflektierte Vorsatz, überall auf jeden Fall etwas mitzunehmen, wenn man geht – denn das Leben ist kurz und der Einsatz muss sich auszahlen.

Zugegeben, es gehört zum Erwachsensein, dass man meint, was man tut, und auch tut, was man sagt – dann spart man sich endloses Reden. Aber sehen wir unsere Verliebtheiten, die zuletzt irgendwie unter die Räder gekommen sind, einmal anders: Sie haben uns gezeigt, was wir sein können – und wovon wir keine Ahnung hatten. All diese Fähigkeiten waren in uns – nicht sonst wo, und kein Mensch hat sie in uns hineingetragen, sie waren da. Wir sind weiterhin, was wir vorher waren, was wir in unserem grenzenlos scheinenden Glück gemeinsam entdeckten. Und es hinterließ am Ende die Chance, einige neue Möglichkeiten in unser Leben aufzunehmen – und die verschwinden nicht wieder, wenn der geliebte Mensch auch nicht bei uns bleiben konnte. Sie verschwinden nur dann, wenn wir mit der Hoffnung auf ein gemeinsames Glück auch unsere Selbstachtung begraben haben. Wenn wir unter Liebe fälschlich Selbstaufgabe und Abhängigkeit verstanden haben, anstatt eine aktive Kraft zu geben und Freude an der Freude des anderen.

Kapitel VII

Über die Wirkung von positiven und negativen Emotionen auf die Erkenntnis

Unsere Stimmungslage als Regisseur der Zukunft, Make-up der Gegenwart und Chronist der Vergangenheit

Unsere jeweilige Stimmung beeinflusst die Wahrnehmung von äußeren und inneren Ereignissen und Erinnerungen. Es gibt Grundcharaktere unterschiedlicher Welt- und Selbstauffassung. Diese wurden empirisch schon lange vor der Entstehung der Neurologie in Form der vier Temperamente formuliert und weitertradiert. Zwischen diesen Hauptrichtungen emotionaler Individualität liegt der Bereich des Gesunden und dort ist der Emotionalität Raum für Schwingung gegeben. Es ist anzunehmen, dass mit Erinnerungen gleichzeitig Teile des Kontexts gespeichert werden, die mit dem Erinnerungsinhalt im Zusammenhang stehen. Dies geschieht vielleicht im Hippocampus (12). Die Einprägung gelingt umso besser, je emotional näher ein Erinnerungsanstoß der Originalsituation ist. Wenn also unsere Stimmungen zwischen positiv und negativ schwingen, vollzieht unsere Reizauffassung eine positive oder negative Selektion im Archiv der Erfahrung, und unsere Vergangenheit besteht dann in der Erinnerung aus guten und weniger guten Zeiten. Wie das bei depressiven Menschen aussieht, lässt sich aus dem Gesagten folgern. Das ganze bisherige Leben war ein Leidensweg, jeder neue Tag ist schon zu Beginn uralt und reiht sich in eine endlose düstere Prozession.

Außen- oder Innenweltsignale, die emotional verstärkt wurden, wirken auf den vorderen Anteil der Stammganglien

(15). Dort liegen anscheinend Selektionsmaschine und Verhaltensgleichrichter für adäquates Reagieren. Dies ist notwendig, weil Verarbeitungsdiskrepanzen zwischen limbischem System **(1)** (vor allem Mandelkern **(13)** und Hippocampus **(12)**) und der Großhirnrinde des Stirn- und Schläfenlappens **(10, 11)** entstehen können, die abgestimmt werden müssen. Es gibt also eine Art Schlichtungsstelle für hierarchische Reibereien im Gehirn des Menschen, die eingerichtet wurde, nachdem diese Schwachstelle der Konstruktion augenfällig geworden war.

Ein generelles Aktivierungsprogramm des Gehirns, und bei hoher biologischer Priorität oder individueller Konditionierung auch des Gesamtorganismus, wird – und ich zeige das am Beispiel des visuellen Systems – so aktiviert: Umgebungsreize durchlaufen ein mehrstufiges Analysesystem für Bilder im Hinterhaupt-Scheitel- und -Schläfenlappen (Abb. 3 und 4), gelangen so in den Mandelkern (Abb. 5) und dann in den unteren Anteil des Stirnlappens (Abb. 7). Dabei werden Objekteigenschaften wie Form, Farbe oder ein Gesichtsausdruck entschlüsselt. Während der Passage dieser Informationen durch Mandelkern und Stirnhirnrinde werden diese Kontexte von Objekteigenschaften mit Emotionen verbunden. Der Effekt auf die Großhirnrinde ist Wachheit, Interesse, Aufmerksamkeit und Konzentration.

Kapitel VIII

Melancholie,
des Lebens düsterer Regisseur*

Depressionen stellen unsere emotionale Weiche auf „negativ"
und geben damit die verhängnisvolle Richtung für einen Hirn-
mechanismus, den ich im Bisherigen versucht habe zu beschreiben. Gegenwärtiges wird durch den Graufilter negativ
bilanzierter Vergangenheit gesehen, und alles, was uns begegnet, wird zum Suchimpuls für ein Gewühle in der Kiste trau-
riger Erinnerungen. Man ist der Stimmungskiller wider Willen
bei jeder Gelegenheit und hat die tragische Begabung, andere
ebenfalls traurig zu machen. Oder man ist defensiv freundlich
und lieb, großzügig und tolerant, aber immer irgendwie fern,
nur um nie in Konfrontationen zu geraten, denen man emotional vielleicht nicht gewachsen wäre. Meistens hat man viel
mitgemacht, was sich aus vielen kleinen traurigen Geschichten ableitet und jeden Partner zur Loyalität verpflichtet. So fühlt
man sich endlich sicher. Man hat weder Gefühl für sich selbst,
noch für andere – alles ist qualvoll und leblos zugleich, letztlich auch gleichgültig, denn man kann keinen positiven emotionalen Bezug herstellen und vor allem kann man ihn nicht
aufrechterhalten.

Oft nachdem der letzte Patient aus meinem Sprechzimmer
gegangen war, habe ich mir vorgestellt, wie sich ein melancho-
lisches Leben anfühlt, das hinter den lehrbuchgerechten Symp-
tombeschreibungen einer Depression abläuft, was jemand
erlebt, wenn er es so in Worte oder Zettelrandzeichnungen fasst:

---

* Lit. 5, 7.

„Meine Krankheit ist die Taucherkrankheit – die Pausen zwischen Hochgezogen- und wieder Versenktwerden verkürzen sich. Ab einer bestimmten Tiefe hört selbst das Blau auf" (Abb. 8).

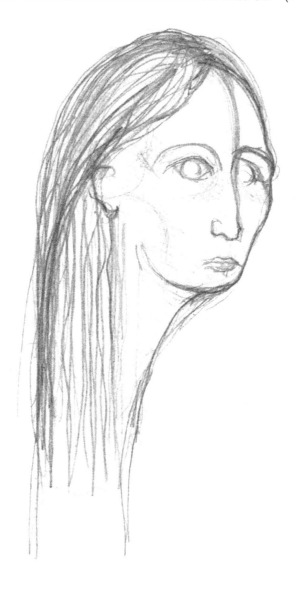

Abb. 8

„Phasen wie diese kennt man schon. Es sind die, wo einem die Hand zu schwer wird, um sie aufzuheben und einen Nagel in die Wand zu schlagen, an den man eine Hoffnung hängen könnte. Man versucht, optimistische Gedanken in Gang zu bringen – die, von denen man weiß, dass sie die verlässlichsten sind, die notorischen letzten Freiwilligen für verzweifelte Aktionen – aber keiner mehr steht auf und schreit ‚Hier!'" (Abb. 9).

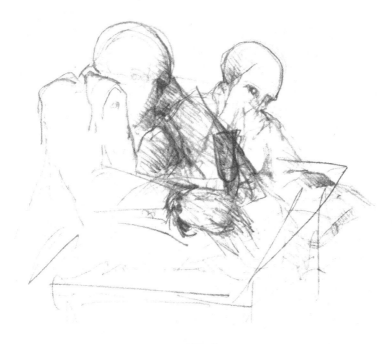

Abb. 9

„Alles, worauf man tritt, gibt nach, alles, wonach man greift, zieht sich zurück.

Es ist kein Schmerz, wie ihn vielleicht ein Schuss in den Oberschenkel verursachen könnte – den man empört zur Kenntnis nimmt und die Gegend nach dem Schützen absucht. Nein, es ist wie ein Bauchschuss, der dazu zwingt, sich nur noch ‚ruhig zu verhalten'. Ein Abschätzen von Blutverlusten – die Frage nach einem Schützen stellt sich hier nicht mehr" (Abb. 10).

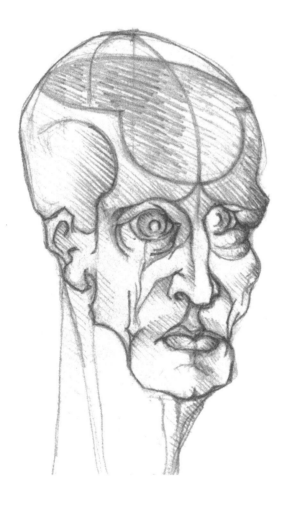

Abb. 10

„Jetzt wird es wieder leer. Ich habe meine Liste an den Spiegel geklebt – wie schon oft – um der Reihe nach meinen Tag abzuarbeiten. Sie beginnt mit Zähneputzen und endet mit: Nicht den Föhn in die Badewanne werfen – noch nicht" (Abb. 11).

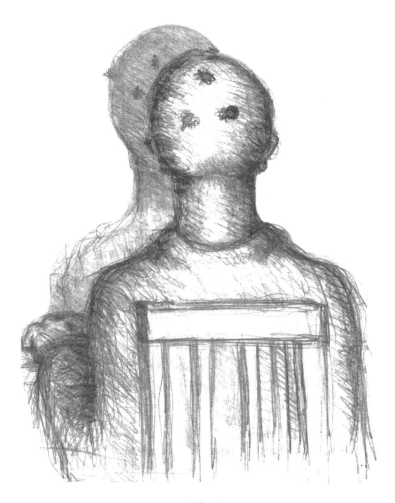

Abb. 11

Eine kurze Anatomie der Melancholie

Die Erscheinungsvielfalt „psychischer Erkrankungen", und darunter die der Depression, hat – anders als bei den traditionellen neurologischen Erkrankungen – lange Zeit zum Zweifel berechtigt, was fassbare Beziehungen zwischen Symptomen und örtlich definierten Hirnfunktionsstörungen betrifft. Symptomatisch für diese Resignation waren Konzeptspaltungen zwischen Neurologie und Psychiatrie zu Beginn des 20. Jahrhunderts mit der Schaffung einer anatomielosen „Seelenmedizin" **(Kraepelin 17, Freud 18 etc.)**.

Die funktionelle Neuroanatomie der Depression ist somit eine aktuelle „Entdeckung" der letzten Jahrzehnte und hat der neurologischen Denkweise ein faszinierendes Territorium erschlossen – die Welt der Gefühle, der Emotionen, also der Schlüsselvorgänge für Antrieb, Ziel und Befriedigung, die Welt der so genannten Fundamentalfunktionen. Die Neurobiologie hat in dieser neuen Wirkungssphäre den Cartesianischen „Geist-Körper-Artefakt" entschärft und der „Seele" gleichsam eine anatomische Gestalt gegeben, an die man sich erst langsam wird gewöhnen müssen, um ihre ganze Schönheit zu sehen. Und so wie die normale Emotion des Menschen ihre Neuroanatomie hat, so hat die Depression gleichsam ihre pathologische Neuroanatomie. Es ist der Mühe wert, sich damit auseinander zu setzen, denn so wie die individuelle Erfahrung unsere Sicht programmiert und die Vergangenheit einen unsichtbaren Käfig um uns aufrichtet, so engt die Depression den Blick noch weiter ein und zieht die Stäbe noch enger und lässt jedes Bild ersterben, das außerhalb einer melancholischen Gefängnislogik entstanden ist.

Der vorderste Anteil des Stirnlappens (11), die Stammganglien (15) und der Hypothalamus (2) vermitteln – in dieser Reihenfolge – planungsstrategische, motorische und autonome Programme für Flucht- und Ausweichreaktionen. Der Mandelkern (13) ist dabei eine Art Selektionsmaschine für Affektwertigkeit von Umgebungsreizen. Er dechiffriert beispielsweise Angst und Entsetzen von Gesichtsausdrücken und reguliert die Wirkdauer solcher Affekte. Die erkennende und verstehende Reaktion auf solche Affektexpressionen, die wir soeben gesehen haben, vermittelt der vordere Stirnlappen. Er reguliert sowohl den Zeitablauf unserer eigenen emotionalen Antwort als auch die Zeit, die notwendig ist, sich von dieser emotionalen Belastung – denn der ganze Organismus hat ja meistens mitgemacht – zu erholen. Die rechte und die linke Großhirnhälfte sind in dieser Funktion nicht völlig gleichrangig, sondern es besteht gewissermaßen eine seitenabhängige Spezialisierung. Der vordere Stirnhirnlappen der linken Hemisphäre stabilisiert verhaltensverstärkte Reaktionsmuster im Arbeitsgedächtnis und hemmt den Mandelkern.

Dadurch wird die Dauer einer negativen Emotion abgekürzt und eine positive verlängert. Emotion ist, knapp wiederholt, ein Bereitschaftszustand für situationsgerechte Motivation. Aber das Erleben realer Situationen ist immer eine eigenartige Mischung aus Reizzusammensetzungen, aus intuitiver Bedeutungsgewichtung und persönlicher Erinnerung/Erfahrung. Individuelles Überwiegen positiver oder negativer Emotionen bestimmt daher also die positive oder negative „Richtung" einer Motivation, die normalerweise Schwingungen unterliegt. Beim Depressiven erstarrt sie im Negativen und bei einer permanenten euphorischen Stimmungslage, etwa im Rahmen einer Manie, geschieht – einfach gesagt – das Gegenteil. Daraus entstehen individuelle Verhaltenstendenzen und zuletzt verfestigte Verhaltensformen – nicht nur beim Kranken, wo sie als extreme Überzeichnungen für jeden leicht erkennbar sind, sondern, weniger augenfällig, auch beim Gesunden oder Depressionsgeneigten. Die Hemmungsgeschwindigkeit negativer Affekte spiegelt die individuelle Leistungsfähigkeit unseres emotionalen Systems.

Wiederholte Aktivierung positiver Emotionen scheint die Reaktionsbereitschaft im negativen emotionalen „Skalenbereich" zu hemmen, so dass steigende Impulsraten nötig sind, um die „Negativitätsschwelle" zu erreichen. Hat man seine Glücksmaschine also einmal in Gang gesetzt, so „reißt der Glücksfaden nicht mehr ab, man ist ein Glückskind". Andererseits: „Hat der Teufel Kinder, so sind es sieben." Aber es gibt auch heimliche Depressionen, obwohl zunächst nur von Schwindel, Kreuzschmerz, Verdauung und Unterleib die Rede war:

„Die Versuchung ist groß, sich selber einen lebenslangen Laufpass vorzugeben, einer freiwilligen Unterordnung unter ein finanzielles Soll-Ziel. Immer wenn man Zeit hätte, sich klarer zu werden, lässt man sich einfach in eine finanzielle Waghalsigkeit ein, für die dann jeder Tag ein Arbeitstag sein muss und wo jede Alternative aufhört, eine zu sein. Das Ziel: Noch mehr zu haben, um zu bleiben, was man nicht ist und nie war, und sich dabei eine Nasenlänge vor allen anderen zu glauben. Der Friede der Todmüden, ein Herdenauftrieb mit allen Kriterien einer Hetzjagd bis in Höhen, wo die Luft dünn wird."

„Immer wieder beeindruckt mich die Aussichtslosigkeit dieses Wesens Mensch. Sein verzweifelter Kampf um jeden Zentimeter Boden, der ihm nichts bedeutet, wenn er ihn besitzt, seine eigentlichen Bedürfnisse voller Sehnsucht, gegen die ihm kein Verstand hilft, und sein Tod, vor dem ihn nichts tröstet als die Religion. Alles, was er braucht, muss er sich selber machen – und so sieht das dann auch aus."

„Ich komme mir vor wie ein Tonband, das häufig bespielt und wieder gelöscht wurde. Egal was es jetzt aufnimmt – es hat viel von dem, was früher drauf war, und alles klingt allem irgendwie ähnlich, ohne es der Substanz nach zu sein – das Rauschen nimmt zu, die Signal:Rausch-Ratio ist ungünstig geworden."

„So wie man sich selber die Latte legen muss in allen Stilfragen, so muss man auch ein Ende machen können – nur Tiere müssen erdulden, wenn sie das Schicksal erwürgt. Für den Preis, dass wir mit der Gewissheit unseres Todes leben müssen, dür-

*fen wir dem Schicksal zuvorkommen – wenn auch nur um zwei
Minuten."*

*„Ich kämpfe nicht für Ziele, sondern weil ich den Krieg brau-
che. Eine Paradoxie für jemanden, der kein Held ist. Ich brauche immer neue Scheinziele, um mir die Zeit auf dieser Welt
zu vertreiben, denn ich habe kein einziges unzerstörbares Ziel
mehr – nichts, das nicht bei dem Versuch, es für wahr zu halten, in Brüche gegangen wäre."*

*„Ich werde wieder einsteigen in meinen Panzer – sein unge-
polstertes Geschüttel, das angestrengte Motorgeräusch und die
fast vollständig fehlende Aussicht in die Welt ‚so wie sie wirklich ist' war immer die beste Metapher meines Lebensgefühls."*

*„Ich leide an einer Art Atemnot, wie ein Tiefseebeobachter in
seiner Taucherglocke – das Drama des immer nur beinahe
Erstickens, das am Versorgungsschiff durch kein Anzeichen
bemerkbar ist."*

*„Ich spüre den Tod wie einen höflichen Kaffeehausgast, der
in der Ecke die Zeitung liest, gelegentlich unaufdringlich her-
übernickt und weiterblättert."*

*„Mancher sucht sein Leben lang nach dem Loch, durch das
er ausrinnt, und findet es nicht. Bis er so weit ausgeronnen ist,
dass es ihn kaum noch gibt."*

Störungen im „Säftegleichgewicht" des Gehirns – zweiter Aspekt der Depression und Ergänzung zur Neuroanatomie*

Emotion, Gedächtnis und viele Aspekte so genannter kognitiver Leistungen wurden der neurologischen Betrachtung so spät erschlossen, weil die zuständigen Hirnsysteme mit den klassischen Methoden nicht befriedigend untersucht werden können. Erst die Entdeckung, dass es **Neurotransmitter (19)** gibt, hat den Einblick in die besondere Neuroanatomie von Gefühl, Erinnerung, Sexualität etc. erleichtert und vor allem einen neuen therapeutischen Zugang eröffnet, der jenseits traditioneller Seelenmedizin und ihrer Theorien liegt. Ein Zuwenig des Neurotransmitters Noradrenalin (NE) bewirkt eine Abnahme der Aufmerksamkeit gegenüber sensorischen Reizen (eine akute depressive Reaktion ist begleitet von ausgeprägter Minderempfindung, einer abgestumpften Wahrnehmung positiver, oft auch negativer Sinneseindrücke).

„Ich erlebe die maximale Angst, die ein Nervensystem herzustellen imstande ist – abwechselnd mit maximaler Gefühllosigkeit."

Eine abnorme Verarbeitung sensorischer Reize ist die Folge. Mit psychomotorischer Verarmung, Regression unter vielen, zumeist völlig logischen und nachvollziehbaren Begründungen, vermehrtem Schlafbedürfnis, reduziertem Appetit, verarmter Sexualität, chronisch erschwertem Stuhlgang.

„Jeder Blick, der über den Gehsteig hinaus sich auf irgendetwas zu richten bemüht ist, wird von den Irritationen der Straße abgefangen, umgedreht und gegen das eigene Hirn gerichtet wie eine Schrotflinte. Das ist der Grund, warum ich mit keinem noch so geladenen Blick über den Gehsteig hinauskomme – ständig auf der Suche nach halbwegs guten Gründen fürs Weiterexistieren."

---

* Lit. 5, 7.

„Die Zustände haben sich nach und nach an mir hochgemauert und verursachen abwechselnd Atemnot und Bewusstlosigkeit – ein Pendeln zwischen ‚gerade noch‘ und ‚schon nicht mehr lebendig sein‘" (Abb. 12).

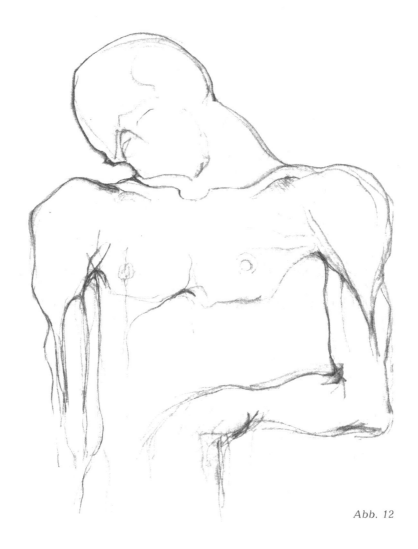

Abb. 12

Ein Mangel am Neurotransmitter Serotonin (5-HT) erzeugt Fehlverarbeitung emotionaler Reize mit Affektverflachung (Anhaedonie). Es besteht, besonders bei kombinierten Defiziten an 5-HT und NE, ein höheres Risiko für Missinterpretationen sinnlicher Wahrnehmungen und ein „gestörtes Gefühl" für die eigene Verhaltensweise. Depressive Menschen integrieren daher neue Außenimpulse schlecht in die individuelle Erfahrung und entwickeln einen gestörten Sinn für ihre Umgebung. Das unmittelbare Lustempfinden schwindet, aber intellektuelle Begründungen hierfür wirken oft über lange Zeit schlüssig. Man sei eben ein ernster Denker und die Lage der Welt unübersehbar ernst, ist die Botschaft. Eine Gesellschaft, wo Verstandesgründe meist recht unbedacht und ohne viel Gefühl für ihre emotionale Unstimmigkeit akzeptiert werden, ist die ideale Glashauskultur für intellektuell maskierte emotionale Verarmung. Sie bleibt oft lange unerkannt. In Wahrheit ist die rationale Korrektur oft strategische Oberflächenkosmetik der Unkenntlichmachung. Die Sehnsucht nach Rückzug, Frühpension, Leben auf dem Lande, möglichst großem – und damit unverbindlichem – Freundeskreis und Naschsucht sind geläufige Spielarten. Tragisch, wenn dadurch ein Behandlungsbedarf nicht erkannt wird und der leidvolle Existenzrückzug fortschreitet.

Es gibt Wechselwirkungen zwischen dem Stoffwechsel von NE und 5-HT einerseits und von Melatonin andererseits. Die Melatonin-Sektretion ist stark beeinflusst von der biologischen Uhr des Gehirns und durch Licht (wenig Licht – viel Melatonin, viel Licht – wenig Melatonin). Das ist der Grund für die häufigeren Befindlichkeitsstörungen in den lichtarmen Monaten des Jahres (Lit. 7) und die hohen Depressionsraten in nordischen Ländern.

Der normale Zeitrhythmus zahlreicher physiologischer Prozesse ist bei Depressiven dauerhaft gestört. Abnorme Biorhythmen könnten andererseits Ursache für eine Störung der NE- und 5-HT-Synthese sein (Lit. 5).

Uns allen ist eine milde Dysphorie bekannt. Bei emotional stabilen Menschen läuft bald ein Eliminierungsmechanismus an, der die negative Emotion beendet, mit rascher Erholung von den unangenehmen Begleitwirkungen. Im Gegensatz dazu sind Depressionsdisponierte im Zustand der Dysphorie nicht in der Lage, die negative Emotion zu begrenzen. Sie steuern sich durch kognitive Selektion in einen schwarzen und immer schwärzeren Skalenbereich der Stimmung. Das heißt, sie blenden aus dem Inhaltsgemisch jeder realen Situation das Erfreuliche, Positive aus und konzentrieren so die Negativgewichtung des Gegenwärtigen. Sie verbinden dies durch Vermittlung ihres „verstellten" emotionalen Richtungsgebers (Mandelkern) mit negativen Langzeiterinnerungen. Das heißt, eine depressive Stimmung fördert und festigt die Etablierung von negativen Erfahrungen und Konstrukten. Eine unaufhaltsame Downstairs-Spirale in das Reich der Finsternis – so scheint es dem Betroffenen. Das gestörte Selbstempfinden verhindert häufig auch ein waches Gefühl für beginnende Therapieeffekte – denn antidepressive Pharmakotherapien sind oft erst mit Latenz von einigen Wochen wirksam. Alles sei unverändert furchtbar und daher jede Behandlungsfortführung sinnlos. In dieser Situation verhallt jeder Aufruf zu positivem Denken in der eigenen Gewissheit tiefster Aussichtslosigkeit. Dafür sind Zahl und Maß traumatisierender Erlebnisse in der Vorgeschichte grenzenlos – und jedes Stichwort fördert neue Aussichtslosigkeiten zu Tage.

„Selbstabschaffung kann vielleicht irgendwann eine ganz zwingende Konsequenz sein – man wird mit jedem Mal unempfindlicher, gefühlloser für sich und alles und verliert damit, was zum Leben zwingt: nämlich die Angst vorm Sterben – und das ist das letzte Angenehme, wozu man noch fähig ist. Aber man muss warten, bis es eine gewisse Größe hat, vielleicht mit einer gewissen Spannung sogar abwarten, ob es sie erreicht, und es vielleicht hoffen, von dem Moment an, wo man spürt, dass der Weg zurück endgültig zu weit geworden ist" (Abb. 13).

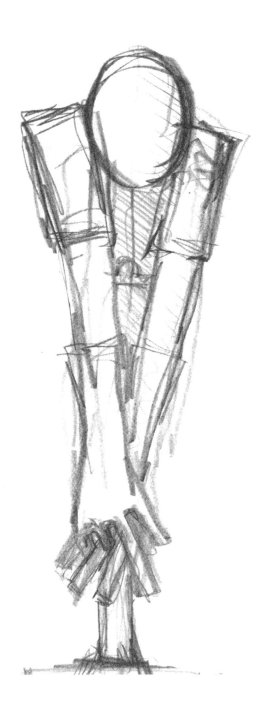

Abb. 13

„Es hat sich – wie bei den Bewohnern eines lawinengefährdeten Tals – bei mir eine spezielle Lebensform entwickelt: das Dasein in einem ungeheizten Gästezimmer auf Widerruf."

„Das Leben kommt mir so abgeschlossen vor – so fertig, dass ich nur noch einige Ausführungsdetails versäume, sollte ich jetzt sterben."

„Die Förderbahnen meist ohne Antrieb, mit denen es früher so recht und schlecht gelungen ist, alles das wieder herauszuwuchten, was jetzt liegen bleibt, eine Überladung bewirkt und etwas tierisch Verständnisloses für den eigenen Zustand hinterlässt."

„Man ist verloren, wenn man auch noch die Sprache verliert, wenn man ins Hintertreffen der eigenen Vorgänge abrutscht, zum Rekonstruktionsbeauftragten des eigenen Lebens wird, zum Restaurateur der inneren Verhältnisse, die zu gleiten anfangen wie Wohnzimmerkästen im Frachtraum eines Sattelschleppers auf einer Bergstraße."

Kurz wiederholt: Nachdem Umwelteindrücke immer ein Gemisch aus emotional positiven und negativen Elementen bilden, ist Selektion entscheidend für unser Erleben und Verhalten. Bei depressiver Grundstimmung werden Umgebungseindrücke zu einer selektiven Negativsumme verstärkt bzw. wird Positives ausgeblendet. Erst in einem zweiten Arbeitsgang wird als Resümee schlüssig begründet, gerechtfertigt, bewiesen, meisterhaft zum Beispiel in Schopenhauers „Aphorismen zur Lebensweisheit" (Lit. 8).

Angst ist oft Ausdruck einer Depression. Und auch sie unterliegt den Gesetzmäßigkeiten der Gehirnstruktur und Gehirnfunktion. Ein integriertes Reaktionsprogramm auf eine als gefährlich erkannte oder auch nur so vorgestellte Situation. Assoziative Informationsverarbeitung in der Hirnrinde, ein Gedächtnisspeicher und ein Emotionsgenerator sind Voraussetzung auch für diese Leistung.

Ihr Resultat:

- Verstärkte Aufmerksamkeit, Wachheit und Erfassungsschärfe als Ausdruck hoch motivierter Situationsanpassung.
- Aktivierung motorischer Systeme zu mimischem und gestischem Ausdruck von Angst oder Fluchtbereitschaft.
- Aktivierung des autonomen Systems zur Anpassung von Blutdruck, Atemfrequenz, aber es gibt auch Nebeneffekte wie verstärktes Herzklopfen, Übelkeit, Schwindel, Zittern und Verlust sexuellen Antriebs.

Der zentrale Motor und Verteiler für dieses „Angstprogramm" ist wieder der Mandelkern. Menschen mit Panikstörungen beispielsweise haben eine erhöhte neuronale Aktivität im Mandelkern der rechten Großhirnhälfte.

„Das Faszinierende an einem gepanzerten Krieger mit geschlossenem Visier ist, dass man nicht weiß, welches Chaos aus Angst sich im Inneren der Rüstung abspielt, während er seinen Gegner rammt – auf eine Weise, die durch die Rüstung bestimmt und vorgegeben ist und nichts mehr von Zögern, Wut oder sonst einer Regung durchkommen lässt" (Abb. 14).

„Melancholische Definition von Zukunft:
Man hat etwas vor sich, wovon man nicht wissen wird, wozu man es hinter sich gebracht hat."

„Ich habe das Gefühl, als ob mein Kopf von innen her austrocknen würde, versanden wie der Guadalquivir – oder als wollten die einzelnen Hirnteile Plätze tauschen – als letzter Verzweiflungsversuch, damit endlich etwas anderes entsteht als immer dieses entsetzliche Gleiche – qualvolle Gedanken und Befürchtungen ohne Ende."

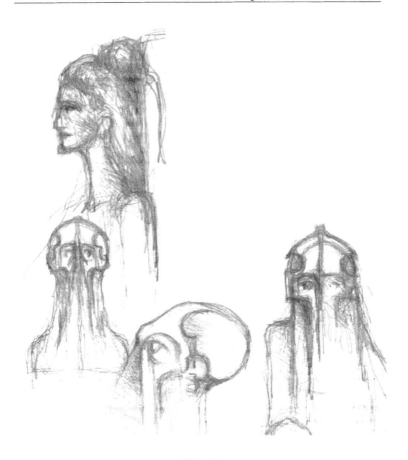

Abb. 14

„Von Angesicht zu Angesicht:
Ich betrachte beim Rasieren meine Augen, die Gruben über
den Schlüsselbeinen, den Hals und die Oberarme.
  Alles wirkt noch gesund, ist Ausdruck einer Kraft, die ich
nicht mehr spüre.
  Immer wieder sehe ich mir diese anatomischen Details an
und sie erinnern mich an eine eingekesselte Armee, die nicht

aufgehört hat, täglich die Siebensachen ihres Durchstehver-
mögens abzuzählen, die zusammenhält und wartet – auf die
Idee, die dem Generalstab nicht kommt. So kann man Mitge-
fühl mit seinen Schlüsselbeinen bekommen" (Abb. 15).

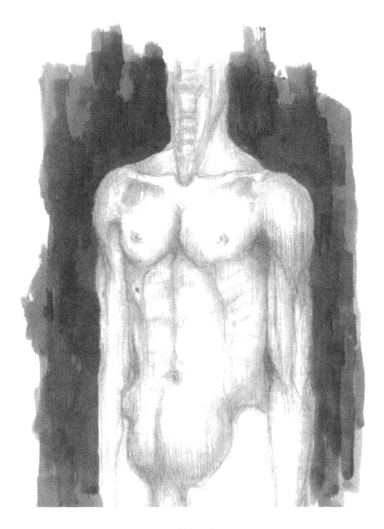

Abb. 15

*„Ein Kopfgefühl, als hätte man mir eine Hirnhälfte herausge-
schnitten und der Hohlraum füllt sich langsam mit Blut. So lange, bis nach und nach ein unerträglicher Überdruck entsteht "*
(Abb. 16).

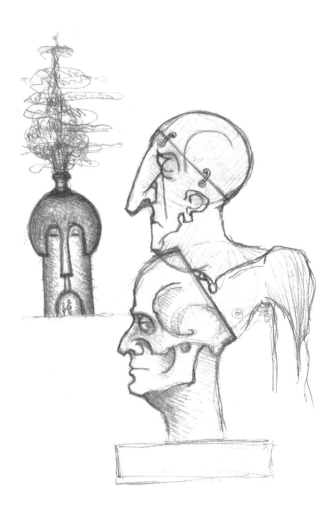

Abb. 16

„Die Dinge kommen auf mich zu wie ein Schraubengewinde
auf ein gefesseltes Auge, das nicht wegsehen kann und wo sich
die Geschehnisse spiralenförmig eingraben, ohne dass jemals
irgendwas davon auf irgendeine Art wieder zum Vorschein
käme" (Abb. 17).

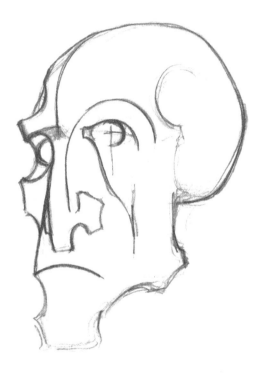

Abb. 17

„Obwohl ich eigentlich nicht allzu verzweifelt bin, ist mir mein
Leben gleichgültig, als gehörte es nicht mir, sondern sonst wem.
Ich habe keine Gewissheiten, finde für das Verhalten anderer
viele Deutungen und weiß nie, welche die richtige ist. Es ist
ein Zwang, ein Berg von Deutungsverpflichtungen, der sich
vorwärts schiebt wie ein eiskalter Gletscher. Ich möchte end-
lich ein Schild hinaushängen, wo steht: Ab heute kein Betrieb
mehr – dreimal läuten ab jetzt sinnlos" (Abb. 18).

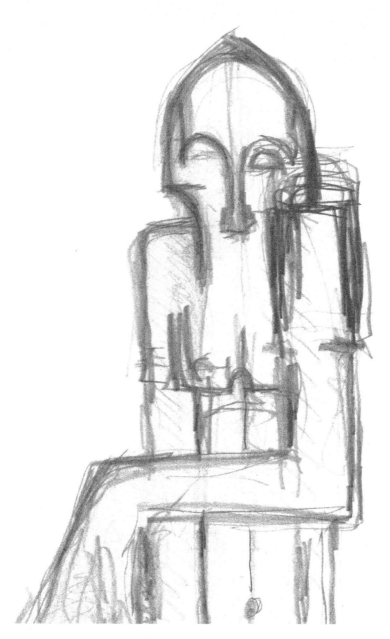

Abb. 18

„*In dieser Situation fängt man an, den Tod herauszufordern, nur um noch etwas zu erleben, was nicht im Konzept vorgesehen war*" (Abb. 19).

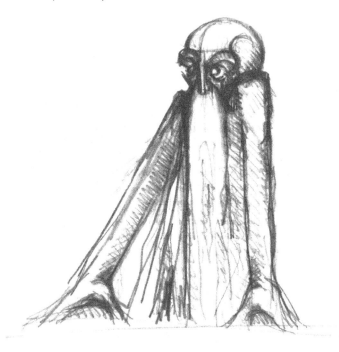

Abb. 19

„*Die Augen von Andreas:*
In diesen Augen war manchmal etwas, wie man sich den Blick von einem Pferd vorstellt, das tödlich gestürzt ist und das Auge in die Richtung verdreht, aus der sich der Gewehrlauf nähert. Die Bewegung eines solchen Auges müsste ganz langsam sein, während im Schädel ein generatorenhaftes Kreisen anfängt, wo eigentlich etwas Besonderes hätte sein müssen – weil es ja das Letzte war" (Abb. 20).

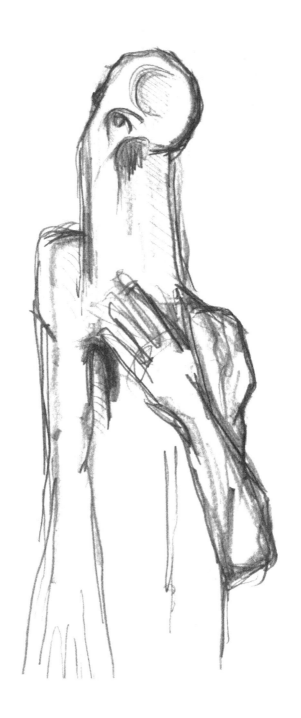

Abb. 20

*„Ich brauche meine Gedanken nicht mehr zu formulieren –
ich erkenne sie an der Art und Lage der Schmerzen, die sie in
meinem Bewusstsein verursachen"* (Abb. 21).

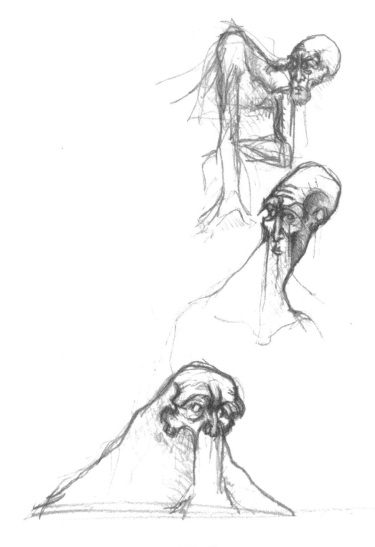

Abb. 21

Kapitel IX

Warum entstehen Emotionseskalationen?

Das explizite System der Route 2, also das sprachgestützte Bewusstsein, kann durch Aneinanderreihen von „Wenn-dann"-Schritten virtuelle Summationen von Belohnung oder Bestrafung inszenieren. So entsteht planvolle Hoffnung, aber auch nagende Sorge und Angst, und das so lebensecht wie in einem guten Film. Je länger der Weg aus vielen solcher „Wenn-dann"-Schritte vom Plan zum Ziel, umso vielfältiger die Gefahr, dass etwas dazwischenkommt. Alle Risken zu bedenken ist eine gewaltige psychische und intellektuelle Dauerbelastung, eine permanent aktive „Rundumverteidigung" gegen „alle Eventualitäten". Wer hält das aus – und warum sollte man, frage ich mich –, außer man baut um sich ein Geviert Torres de Serranos (beispielhafte Gotische Festungsarchitektur in Valencia, wo sich – laut Reiseführer und auch sonst – Kraft und Grazie harmonisch verbinden) oder man trudelt in die Konsequenz schrittweiser emotionaler Verarmung und letztlich Verödung.

Die „Wandelbarkeit gegenwärtiger Lebensbedingungen" und ihre stets neuen Anforderungen erhöhen das denkbare Risiko für „das Leben in der Zukunft", wodurch die Vorstellung von Gefahr ein Maß erreicht, wie sie auf impliziter Route, also der unverzüglichen Abfolge von Reiz-Motivation-Handlung, im Realfall nicht entsteht.

Kennen Sie die Überraschung, wenn man feststellt, dass etwas, das in unserer Vorstellung unüberwindlich schien, in der konkreten Durchführung fast enttäuschend einfach war? Ich würde sagen, es ist meistens so. Aber warum? Im Realen stehen wir vor einer einzigen Konfrontation, in der Vorstellung ist es eine Legion möglicher Eventualitäten.

Sehen wir uns das zeitgenössische Routineszenario näher an:
Solange wir ein Leben führen, das zukunftsorientiert ist, also
die berufsaktive Zeit, so lange planen und bangen wir und erwarten von unseren Partnerschaften und Beziehungen eine
Verteidigungsallianz zur Sicherung der gesellschaftlich verein-
barten Werte. Wir sind ein gutes Team und zur gegenseitigen
Aufrichtung das eigentliche „dream team". Fällt diese Notwendigkeit ab, weil wir alles erreicht haben und den Wert aller
heiß umkämpften und zuletzt näher besehenen Dinge zunehmend in Zweifel ziehen, wird die emotionale Leere spürbar –
jetzt, wo für Partnerschaft und Spontaneität wieder Zeit wäre,
bemerkt man die Aussichtslosigkeit, gemeinsam ans andere
Ufer zu gelangen, denn die Voraussetzungen, unter denen man
sich verbunden hat, waren ganz andere.

Man sucht Liebe und wird lieb behandelt, findet flüchtige
Abenteuer und macht so weiter. Jetzt braucht man die gute
Gesellschaft aus anderen Gründen, aber mindestens ebenso
dringend, wenn nicht noch mehr als zu der Zeit, wo man
„Starthilfe" nötig hatte. Der Start gelang ja auch glatt, und man
wirkte später an manch anderer Glätte pflichtschuldig mit –
jetzt fragt man sich mit einiger Beklemmung: „Sieht so das Ziel
des Adlerfluges mit den vielen fremden Federn aus?" Aber
wohin das Auge reicht – also maximal zehn bis zwanzig Meter
vom eigenen Standpunkt aus ohne die längst fällige Visus-
korrektur –, das Leben der anderen ist auch nicht anders. Und
da schießt einem plötzlich die Liebe ein. Das Gefühl untrenn-
barer Verbundenheit mit all diesen netten Menschen, die man
früher als Feinde oder Konkurrenten betrachtet oder insgeheim
verachtet hat. Man mag sie ja eigentlich alle – den Ehepartner,
die vielen Freunde und „lieben Bekannten". Wehe dem, der
sich zu einer bissigen Kritik hinreißen ließe – man stünde für
seine Freunde und Bekannten ein, als ginge es um einen selber (tut es ja auch!). Und überhaupt: Wenn man jetzt die Schuhe ausziehen und davonlaufen würde – ohne Strümpfe, am
Strand entlang, in die Weinberge hinein, aufs Meer hinaus, in
die Arme eines anderen Menschen und mit ihm, egal wohin,

einfach nur fort! In ein Leben mit neuen Gewichtungen. Wer
wäre da und würde einen bei Bedarf retten? Eine Rettung etwa
in der Art: das Taxi rufen, wenn die Schuhe drücken, oder die
Bankauszüge studieren, da sein, wenn die früheren Freunde
nicht mehr „Hallo" sagen und unschöne Sprüche kommen, was
Geld und Versorgung betrifft? Wo wäre die Sicherheit, die
Geborgenheit, für die man so viel getan und noch mehr nicht
getan oder lächelnd abgewartet hat nach der Devise „Einmal
schau'n"?

So in der Art können unsere Lebensumstände überstarke
Spannungen erzeugen und als deren Folge anhaltende negative Emotionen entstehen. Der „schädliche" Einfluss von Emotionen ist Thema der Lebensphilosophie seit Aristoteles. Das
passt zu unserer rationalen Denktradition. Pflichterfüllung und
Stoizismus waren und sind zumeist das Patentrezept zur Beruhigung, wenn wir „unvernünftig aufgewühlt" waren und
„emotional geworden" sind. Aber die verformenden Langzeit-
effekte tagtäglicher Vernunft und Tugend sind selten Thema
in einer rationalen Welt. Sie treten erstmals ins Bewusstsein
des 18. Jahrhunderts mit der Verkündigung des freien Menschen ohne Angst vor Gottes Strafe – und sicher nicht aus
Zufall wird als ihr Repräsentant mit Vorliebe Marquis de Sade
zitiert. Sein Weg wäre damit zwangsläufig allen vorbestimmt,
die der Emotion gegenüber rationaler Vernunft den Vorzug
geben, und alle hätten sie einen so abartigen Charakter? Ich
glaube, hier wird das Monster zur Abschreckung beschworen
und pauschal geurteilt aus Angst vor Meuterei und um Ruhe
im Glied zu bewahren!

**In den vielstufigen Planungen der Route 2 treten wie gezeigt
zwangsläufig angsterzeugende Unschärfen der Vorhersehbarkeit auf.**
Die Vielfalt störender Eventualitäten in der planenden Voraus-
schau erhebt also die Forderung nach emotionaler Kontrolle,
während sie andererseits Angst und Unsicherheit erzeugt? Ja,
etwas in der Art schleicht sich da unbemerkt ein, und mit der

Zeit erwecken die hohen Ziele und ihre emotionalen Verzichts-
parolen eine verhängnisvolle Sehnsucht nach Verzauberung,
nach Selbstaufgabe unter Suggestion, drängen auf Unterwer-
fung, Abhängigkeit und damit Enthebung aus der Eigenver-
antwortlichkeit oder das Wegschauen ob all der Hässlichkeiten
und Hinwendung zu isolierten, beziehungslosen Ästhetizismen.

„Das Gewissen" und „das Gesetz", die Wachhunde gegenüber dringenden Bedürfnissen des Einzelnen und ihrer vielleicht gemeinschaftsschädigenden Umsetzung, sind rund um
die Uhr wach. Ihr erfolgreiches Wirken im geschichtslosen
Alltag: Jede Liaison, jeder Seitensprung wird, sobald er den
Reiz verloren hat – nicht davor! –, dem Gewissen überantwor-
tet, erwartungsgemäß abgeurteilt und ist damit erledigt. Kurz
und schmerzlos, ohne Strukturrisse zu hinterlassen, austausch-
bar wie ein Verschleißteil.

Wichtigster Motor der rationalen Zukunftsorientierung, also
des expliziten Systems nach unserer einfachen Systematik, sind
die Kinder – lebendige Aufforderung zur Langzeitplanung,
zum Befriedigungsaufschub, zur Monogamie. Es besteht in
jedem familiären Konstrukt also eine allgemeine Disposition
zu Route 2. Die Planungserfordernis formt hier nicht nur die
äußeren Formen in Kommunikation und Austausch, sondern sie
formatiert und typisiert den Einzelnen bis ins letzte Detail. Und
weil der im Kulturkollektiv Schulter an Schulter mit seinem
Nebenmenschen lebt und zuletzt ganz aktiv diese Schulter-
nähe sucht und glaubt, ohne sie nicht mehr sein zu können,
ergeben sich Gleichrichtereffekte der Methode. So entstehen
Prototypen, Menschen, deren Leben und Probleme einander
zunächst künstlich ähnlich sind und später tatsächlich immer
ähnlicher werden. Sie repräsentieren identische Grundformen
der Lebensstrategie, Lebenseinstellungen und Weltanschauungen, wo das Handeln, wie gesagt, nur noch wenig Raum
hat, dafür aber die Sprache, mit ihren Konstruktionen von
Scheinwirklichkeiten und ihrer oft schon zwanghaften Neigung zur Ausschau in eine vorausgedachte Zukunft. Und in
diesem kollektiven Käfig ohne Gitter empfinden wir zuletzt Ge-

borgenheit – ähnlich unfassbar wie das freudige Bellen der Hunde im Versuchstierkäfig, wenn die nächste Schmerzensprozedur sich durch Herrchens Betreten der „Tiermodellabteilung" ankündigt.

In der Abstraktion sehen die „interindividuellen Zukünfte" von Gegenwartsmenschen einander ähnlich, werden durch die gemeinsame Sprache in Schlüssigkeit und Konsequenz gleichgerichtet und so vergleichbar gemacht. Die Strategien zur Zielerreichung werden kollektive Rituale, Gesellschaftsspiele gegenseitiger Beobachtung und Kontrolle. Sie überwachen den emotionalen Bereich und sind oft gegenseitige Fehlleitungsversuche zur vorsätzlichen Ablenkung von Zielen, die man allein erreichen will, oder auch komplizierte Geheimcodes der Zusammengehörigkeit von Seilschaften ohne Seil auf einem Berg ohne Sonnenaufgang.

Kapitel X

Vereinheitlichte Lebenseinstellungen und Weltanschauungen machen uns vorhersehbar – Vorhersehbarkeit macht benutzbar

Alle tragen wir mehr oder weniger „reintönige", von kollektiven Interessen bestimmte Lebenseinstellungen und Weltbilder mit uns herum. Dass sie in sich selber schlüssig bleiben, ist „Charaktersache". Sie sind Prägemale des Kulturkreises, der „Gesellschaftsschicht" und der Grundstimmung, in deren Harmonie oder Disharmonie unsere Lebenssaiten schwingen oder auch schon ausgeklungen sind. Einstellungen und Weltbilder basieren hier und heutzutage nicht so sehr auf eigenen Erfahrungen in der handelnd-aktiven Auseinandersetzung mit der Umwelt oder auf göttlichem Gesetz. Nein, sie stützen sich auf abstrakte Prinzipien und Wertungen, also auf die Resultate der sprachegestützten Bewusstseins-Route 2, unseres expliziten, rationalen Systems. Das heißt, wir erleben nicht selber, sondern wir übernehmen Unmengen von Lebensrezepten und Prinzipien, die andere sprachlich niedergelegt, oft auch nur abgeschrieben haben. Und dann abstrahieren wir selber weiter daran herum. Der wilde Duft des Realen ist längst weg, stattdessen riecht es überall nach Papier, nach überwärmtem Computer und nach dem letzten Modeduft riecht es vielfach auch.

Wir halten es in gemeinsamem Leid für besser, stundenlang zu reden, anstatt uns gegenseitig fest in den Armen zu halten – und wer beides getan hat, weiß, wodurch es nachher leichter war und wodurch nicht.

Ich glaube, dass viele Menschen mit ihren aus Büchern gewonnenen Einstellungen und Weltanschauungen sehr konsequent bis dackeltreu umgehen. Gewohnheiten sind eine fatale

Kraft. Durch sie werden Handlungen kollektiv vorhersehbar, das individuelle Leben wird vollständig instrumentiert und vertrocknet in einer standardisierten Passform.

Ich habe gesehen, wie methodisch „das allgemeine Interesse" Hand an die ehrlichsten Empfindungen der Menschen legt. Wie? Indem alles, was tief in uns verankert und uns wertvoll und unumstößlich ist, mit zweifelhaften Inhalten und Vollzugsdiensten beladen wird – maskiert durch Sprachklischees, die nicht mehr durchschaubar sind, eine Pawlow'sche Konditionierung der besonderen Art. Dies ermöglicht es beispielsweise asozialen Einzelnen, die Ideale vieler auf inferiore Ziele auszurichten. So geschieht es im Großen. Aber recht ähnlich läuft in jeder Partnerschaftsbeziehung das Spiel mit Gefühlen in den blinden Flecken der Eigenreflexion des anderen – zeitlos beliebt, weil noch irgendwie spannend, wenn alles andere längst zum Schreien langweilig geworden ist. Und es ist erweiterbar zum Kriegsrat – Kaffeekränzchen „bester" Freundinnen oder anderen Gesellschaftsspielchen lächelnder Menschenfresser.

Was bedeutet es nun, eine standhafte Lebenseinstellung zu haben, z. B. als „typischer" Pflichtmensch, Ästhet, Kulturepikureer?

Nichts Gutes für des „Typischen" Freiheit. Denn Einstellungen und Weltbilder programmieren zunächst sein Verhalten, geben diesem Verhalten „Methode" und Rechtfertigung und machen somit „absehbar". Wir neigen besonders in unvariierten Grundstimmungen, wie zum Beispiel in der Depression, zu rigiden Welt- und Selbstauffassungen. Es finden Kettenreaktionen statt nach dem Motto: „Denke ich in einer Sache so, dann muss ich konsequenter Weise in einer anderen Sache ebenso denken", bzw. aus der Betrachterperspektive: Weiß man, wie jemand in einer Sache denkt, dann weiß man auch, wie er in drei anderen Belangen denken muss – einfach schon um glaubwürdig zu bleiben, und wahrscheinlich verhält er sich dann auch entsprechend, sei es auch nur, um dadurch als charakterfester Mensch zu bestehen.

Unverzüglich auch stellt sich unsere Umgebung auf unsere „Haltung" ein. Weil wir verstandesmäßig absehbar sind, werden wir auch so „behandelt" – es ist klar geworden, wie man uns „nehmen" muss. Man füttert uns wie einen Pawlow'schen Hund mit Stichworten und Belohnungen, die zu unserer Rolle passen, bis wir eben ein „typischer" Vertreter einer definierten „Kategorie Mensch" gemäß Benutzerhandbuch geworden sind. In einer Umgebung aus korrekten, freundlichen und in keiner Weise beunruhigenden Menschen – weit und breit kein böses Wort, keine bemerkbare Niederträchtigkeit – wird es eigentümlich eng um uns. Was uns offen steht und was verschlossen bleibt, bestimmt die Kategorie, in die wir hineingeraten. Zunächst unbestimmtes Unbehagen, dann Unzufriedenheit, zuletzt Panik im Wechsel mit: „Also jetzt wollen wir das doch ganz vernünftig betrachten". Einziger Ausweg: Hintertür, Schlupfloch. Wahrscheinlichstes Szenario: Ein kleines zweites Leben, in das der hässliche Alltag nicht hinein darf, in dem alles so ist, wie man es gerne hätte. Ein opulenter Manierismus, aber ohne zu wagen, was dafür „in Wirklichkeit" nötig wäre – nur die Kulisse lässt man sich was kosten.

Um solch ein Zweitleben betriebssicher zu gestalten, ist die Auswechselbarkeit seiner Ergänzungsakteure gefordert. Unauswechselbar bleibt lediglich die sichere materielle Basis, im Regelfall mit einem großzügigen Repräsentanten. Und dieser Platzhirsch mit dem Geweih der besonderen Art (siehe später) ist die einzige konstante Größe in diesem flachen Spiel. Resultat: Schwindende Authentizität, zynische Selbstverachtung im Wechsel mit Kaufräuschen, Schuldzuweisungen bis zum Weltekel, Trotzreaktion unter dem Motto: „Und ich will alles und ich kriege alles – denn so etwas Wunderbares wie mich gibt es nur einmal", „Und wer denkt ausnahmsweise ununterbrochen auch mal an mich – außer mir?".

Was sind nun die Leitlinien unserer Existenz, genannt Einstellung, Lebensgrundhaltung und Weltbild (Lit. 4), die Schienen unserer Lebensbewegung, und wohin führen sie uns, wenn wir nicht Acht geben?

Kapitel XI

Im Kollektiv werden Menschen einander oft sehr ähnlich – Prototypische Lebenseinstellungen

Die Einstellung zur Umwelt bis hin zum vollständigen Weltbild hat fließende Übergänge. Es wiederholen sich in den jeweiligen Steigerungsstufen Elemente der Grundformen. Mit zunehmender Komplexität wird die Machart gleichsam weniger durchsichtig, aber dennoch folgt sie einer charakteristischen Linie, einer auflösbaren „Harmonielehre-Gesetzmäßigkeit". Ich denke, dass durch diese „Bannsprüche gegen den Augenblick", durch ihre sprachliche Logik Emotionen entweder ausgeschlossen oder in die Pflicht des Verstandes genommen werden, und zwar mit methodischer Präzision, auf die man oft auch noch meint stolz sein zu müssen.

Daraus entsteht vordergründig Sicherheit und hintergründig Erstarrung, Verarmung an wirklich Überraschendem und Neuem. Warum? Weil unsere Erfahrung zu wissen meint, was zukünftig gut für uns ist. So errichten wir eine Zukunft aus Bauteilen der Vergangenheit, Fortsetzungen ohne Ende in einer Geschichte, wo die Pointe nie mehr kommt, weil jeder bereits weiß, wie es weitergehen muss, wie es nur *so* weitergehen kann, nach allem, was bisher war.

Einstellungen mit dem Einheitsschnitt der Saison

Die „Intuitive Einstellung" ist sozusagen Kalibrierungs-Referenz zu den nachfolgend skizzierten Einstellungen, die in unserer

Gegenwart gut gedeihen. Als Reinform existiert sie kaum, denn in einer naturwissenschaftlichen Kulturtradition bleibt intuitives Verhalten selten. Jedenfalls wird hier alles gesehen, hingenommen, es entstehen beglückende Fülle und Grenzenlosigkeit. Nichts wird unter Kategorien rubriziert und alles behält den frischen Geschmack des Einmaligen, den Zauber des Neuen. Sehen ist ein „schöpferisches" Erlebnis. Hier ist Emotion die instinktive Basis des Erlebens, und so beginnen wir als Kinder unsere Auseinandersetzung mit der Welt. Diese Welt ist aber keine unberührte Insel und nicht die Sahara. Sie ist kompliziert und wandelbar. Es ist faktisch nicht möglich, in ihr permanent intuitiv zu leben und zu handeln.

Wille, Zweck, bewusste Zielsetzung folgen denn auch unverzüglich der intuitiven Spontaneität der Kindheit als das erwachsene Gegenstück mit Kommandostock und Drillpfeife der gesellschaftlichen Hüpf- und Springübungen. Zielorientierung engt ein, nimmt jedem konkreten Vorgang sein Lebendiges und gängelt die Emotion. Alles durchläuft eine Zensur, bis es sich in Formatierungen fügt. Das verschärfte Endprodukt dieser Entwicklung ist die vollständige Überwindung der Intuition durch das Rationale und seine Methode, die Abstraktion.

„Wenn man bei abstrakter Arbeit etwas Gutes zustande bringen will, dann muss man sich damit abfinden, dass das menschliche Gefühl in einem ertötet wird. Man errichtet ein Denkmal, das zugleich ein Grabmal ist, worin man sich willentlich selbst einscharrt" (Brief von Bertrand Russell an Lucy Donnelly, 23. 3. 1902).

Die „Rationale Einstellung" ist das Ergebnis kollektiver Erziehungsarbeit und ein trügerischer Lohn für viel Verzicht. Der Formalismus im Rationalen macht das Denken leblos und gibt seinen Repräsentanten die charakteristisch langweilige Ausstrahlung. Nur regelmäßige Anschauung des Konkreten verhindert dies. Durch sie bleibt das Emotionale erhalten, wenn es auch zunehmend unter Verstandeskontrolle gerät. Leider reduziert sich ganz allgemein der Anteil unseres Alltags, der unmittelbare Anschauung zulässt. Wir schieben nur noch sprachcodierte Abstraktionen hin und her und entwickeln unsere Vorstellungen von „der Welt" bei konstanten 21 Grad Raumtemperatur vor Fernseh- und Computerbildschirmen oder – mit allen Stigmata *echter* Bildung – in unserer Bibliothek. Und zuletzt verlangen wir nicht einmal mehr nach eigener Anschauung. Das instinktive Bedürfnis danach erlischt. Ersatz bilden jetzt „schlüssige" Folgerungen aus abstrakten Annahmen. Und allfällige emotionale Auflehnung wird im Kollektiv „kanalisiert" – ein Begriff, der zu denken geben sollte. Jedenfalls ist und war es stets gesellschaftsfähig, über etwas zu reden, was man nie gesehen oder erfahren hat. Es genügt – jedenfalls der Gesellschaft –, davon gehört oder gelesen zu haben, besonders wenn man sich unter Gleichgearteten befindet, denn die Nagelprobe der Realität kommt dort sicher niemals. Alle wissen insgeheim, es ist eine Trockenübung – und dafür gibt es Trockenübungsregeln, bei denen wahrscheinlich sogar diejenigen gnadenlos scheitern würden, die den Realfall erlebt haben. Trockenübungsgemeinschaften dieser Art verfügen zumeist über ausreichend „interaktive Suggestivkraft", um sich gegenseitig die erschütternde Einsicht so lange als möglich zu ersparen, dass bereits das ganze Leben zur Trockenübung geworden ist. So entstehen Schicksalsgemeinschaften, und die sind unzertrennlich – oft bis in den Tod.

Mit dem Rationalen kommt dann auch sehr bald der kokett beklagte „Schmerz des Wissens". Er beruht auf der Unvollständigkeit des Verstehens hinter der säuberlichen Glätte sprachlicher Beweisführung. Wir leiden ja nicht am Wissen, sondern an der unabweisbaren Empfindung, dass unser Wissen unsicher ist. Gerichtete Aufmerksamkeit und Gedächtnis betreiben ein zur Methode erhobenes Füllen von Erfahrungs- und Erkenntnislücken durch Begriffe und Abstraktionen, eine verbale Füllmasse ohne Bodenkontakt.

„Wenn ich besonders ‚tiefgründige' Bücher lese, habe ich manchmal das Gefühl, dass ab einer gewissen Gedankentiefe das Licht schwindet, dass man nichts mehr erkennen, sondern alles bestenfalls erraten kann. Dafür aber wird der Spielraum für Interpretationen, Spekulationen und Argumentationen immer größer" (eigene Tagebuchnotiz während meines Philosophiestudiums, als ich Hegel lesen musste).

Doch halt, im Namen der Gerechtigkeit! Rationales Vorgehen schafft auch positiv das Gerüst, an dem das Erleben immer neue Perspektiven findet. Aber es verbannt eben auch das Lebendige in Begriffe und Abstraktionen. Die purifizierte rationale Einstellung fixiert, indem sie weglässt und verschärft, um „deutlich" zu machen. Sie erzeugt aus allem, was uns neu begegnet, etwas mit dem Geschmack von bereits Dagewesenem und vergibt die Chance auf lebendiges Neues – indem sie alles, kaum gesehen, schon bewertet und ins Archiv räumt.

Nur durch frisches „Anschauungsmaterial" werden diese Korallenbänke der begrifflichen Erstarrung zur Standbasis neuer Lebendigkeit. Der Schlüssel liegt also in der Schwingung, die es zu erhalten gilt.

> *Erleben – Verstehen – Erleben* ist die Devise. Die empfohlene Nagelprobe für jedes rationale Konzept ist der Versuch, es durch spontane Anwendungsbeispiele zu belegen.

Der Vorgang rationaler Inkrustierung ohne neues Erleben ist meist zur Lebensmitte so weit fortgeschritten, dass er anfängt, Beschwerden zu machen, wie ein Weisheitszahn, der in die falsche Richtung weiterschiebt. Ein hermetischer, evakuierter Raum ist um uns her entstanden und macht Atembeklemmung. Die Welt wird zum Museum, Menschen zur Käfersammlung oder zur Schmerzens-Gemeinschaft derer, die sich gegenseitig so oft wie möglich das Gefühl geben, dass alles genauso sein muss, wie es ist.

Mit etwas mehr Detail: Wir messen und vergleichen uns mit anderen an objektivierbaren „Wertschöpfungen", haben uns dies hart erarbeitet, jenes ersessen und jedenfalls von überall was dazu gewonnen, mitgenommen. Jetzt beginnen

die gesellschaftlichen „Verpflichtungen" mehr zu werden als
eine gegenseitige Hilfestellung beim Versuch, auf den nächst
höheren Pferderücken zu kriechen. Im Gegenüber tritt einem
ganz offiziell vors Auge, was man in bangen Momenten an sich
selbst schon flüchtig wahrgenommen hat. Aber alle machen
es ja unvermeidlicherweise so, das ist der Gang der Welt und
nicht unsere Schuld, oder? „Die Welt ist eben grau, nicht
schwarz-weiß, und das erfordert ein entsprechendes Verhalten." „Lieber manchmal ein bisserl unanständig sein als sich
dauernd anständig ärgern", oder: „War es nicht gnädig, all die
Jahre zu lügen, um dem geliebten Betrogenen Schmerzen zu
ersparen – der Arme hätte das Leiden nicht ertragen, obwohl
ihm Treue ja nicht wirklich so wichtig ist" (ein Liebesopfer der
besonderen Art). In weiterer Folge erhalten derartige Feststellungen, im Kollektiv zur Tugendwahrheit hochgesungen, etwas unverzichtbar Tröstliches – und unweigerlich Tötendes.
Österreichische Verkleinerungsformen wie „ein bisserl" haben
schon für viele blutige Streiche der Charakterlosigkeit bzw. für
rationale Säuberungsaktionen die beruhigende Sprachform abgegeben, bis man dann ein bisserl tot war. Aber nicht ganz,
wohlgemerkt – im Leben wie im Totsein nie ganz!

Aber zurück in die Reihe: Je rationaler ein Mensch, desto mehr
Bereitschaft, augenblickliches Erleben zum Mittel für etwas Zukünftiges, übergeordnet Ganzes zu machen. Die Gegenwart wird
der Zukunft geopfert oder mit der stilistischen Begradigung der
Vergangenheit verbracht. Dabei leistet unsere Erinnerung den
zweifelhaften Dienst, alles lebendig und wirklich aussehen zu
lassen, was wir uns in Erinnerung rufen – so lebendig wie das
geschminkte Gesicht der Leiche unterm Glasdeckel.

Die Reinheitsform dieser Haltung, der Pedant, vergewaltigt
Leben und Schauen, während ihm aber mehr und mehr das
Material schwindet, das der Fleischwolf der Ordnung noch ver-
einheitlichen könnte. In dieser strengen Ordnungsschar versam-
meln sich alle, die keine vitale Herausforderung annehmen, zur
Bruderschaft der Überprüfer, der aktionskritischen und quali-
tätssichernden Analytiker und strengen Richter über „den Rest".

Die „**Ästhetische Einstellung**" ist ein Versuch der besonderen Art, um sich von Emotionen besäuseln zu lassen. Wohldosiert und ohne sich der ganzen Naturgewalt ihrer Wirkungen auszusetzen. Voraussetzung ist eine gut organisierte Ausgrenzungstaktik, Isolation das Entscheidende. Die Befreiung erfolgt in der isolierten Betrachtung des Schönen. Strikte Loslösung des Erlebens aus allen Zusammenhängen wie Wert, Aufgabe, Zweck, Verantwortung ist unvermeidlich. Daraus folgt bei konsequenter Übung ungehemmte Verantwortungslosigkeit. Und das Schöne übersteigt nie die „persönlichen" Verhältnisse. Einen Rahmen, der sich nicht erweitert noch sonst verändert. Variation, rastlose Neubesetzungen, Sammlerstolz und zu jeder Eroberung eine Expertise mit dem fragwürdigen Trost, der nur kurz lindert: „Ich habe die Schönsten, die Meisten, die Teuersten, die Größten, also bin ich doch unbestreitbar der/ die Beste."

Die „**Enthusiastische Einstellung**" ist die Einstellung des schöpferischen Menschen und daher selten. Sie ist also in ähnlichem Sinn eine Referenzgröße wie die intuitive Einstellung. Eigenständiges Schaffen fordert Begabung über die Leistungen des Geschmacks, der Methode, des Lernbaren, der Nachahmung hinaus. Hier werden alle Vorhersehbarkeiten eines sprachgeregelten Bewusstseins überflogen.

Was jemand dort erlebt, das entzieht sich der Sprache und verbindet Menschen in einem geheimnisvollen Austausch für ihr Leben; ohne alles „Mal schau'n", ohne „Wer weiß, wie lang, es kann ja so viel passieren" etc. Schöpferische Verbundenheit ist ein Lebensgeschenk, das eben nur selten vergeben wird, und noch seltener ist die Fähigkeit, es anzunehmen, denn das setzt beiderseitige Bedingungslosigkeit voraus. In meinem Verständnis ist es die Form von Liebe, an der man wächst und ineinander findet, denn im schöpferischen Enthusiasmus fällt die Kontrolle durch den Verstand und das emotionale Erleben gibt dem Augenblick zeitlose Erfüllung.

Kapitel XII

Einstellungen mit besonderer Selbstreflexion

„Der realitätsflüchtige Vergangenheitsverehrer"
Man versteht sich als eine Gegebenheit außerhalb jeder Debatte – oder ein Etwas, das sich aus einer Idealvorlage jederzeit machen lässt.

In beiden Fällen erklärt ein tatenloser Mensch sich selbst zum Gegenstand liebevoller Inszenierung. Er wird Geschichte, Legende, noch bevor er gelebt und gehandelt hat. Die notwendige Füllmasse dieser Selbstinszenierung wird daher großzügig von überall hergenommen oder mitgenommen.

Sein Leben ist ins Stocken geraten. Er wird ständigen Rekonstruktionen, Passagenkorrekturen und Montagen unterzogen. Der gegenwärtige Moment ist nicht direkt genießbar, sondern erst nachdem er mit der Phantasie abgestimmt wurde. Dieser Typ Mensch lebt davon, Reales durch Gewünschtes und Erdachtes zu ersetzen oder das Reale im Gewünschten untergehen zu lassen, weil er keinen lebendigen Kompromiss aus beidem herstellen kann.

Es ist immer ein mattes, vorhergewusstes, nie anhaltend ergreifendes, aber immerhin beruhigendes Leben. Wer das Drehbuch kennt, für den gibt es keine Überraschungen. Aber in der Erinnerung kann dieses Bühnendasein wieder befriedigend sein, weil nun die Reflexion alleine, ohne alle Mängel des realen Erlebens aufersteht zu romanhafter Homogenität. Man inszeniert und lügt in seiner Erinnerung noch zusammen, was im ersten Anlauf nicht drehbuchgerecht herüberkam. Man ist zuletzt rettungslos verliebt, a) in sich selber und b) in das

Drehbuch, das man seiner für würdig befunden hat; c) man
kann nicht an sich halten, dieses Heldendrama oder das „Re-
make" von Lord Byron oder Giacomo Casanova, von Mata Hari
oder Alma Mahler jeder/jedem neuen Bekannten vorzuführen,
die/der damit gewarnt sein sollte.

Der „**Genussmensch**" wird in reichen Zeiten bevorzugt her-
vorgebracht. Genuss hat kein spontanes Verhältnis zu seinem
Gegenstand (das wäre Lust – oder Unlust). Lust ist spontan und
naiv, Genuss raffiniert. Lust bleibt bei ihrem Gegenstand,
Genuss sucht nach immer neuen Gegenständen für seine
Eigeninszenierung. Die Emotionen werden an den Zügel genommen, damit alles schön im Lot bleibt. Die Gegenstände,
die der Genussmensch wählt, gehen ihm nicht wirklich nahe,
es genügt, dass sie „in" sind und dass man einen bequemen
Weg und Wegbegleiter zu ihrer Erschießung gefunden hat.

Man ver-braucht viele Sherpas auf dem Weg zu immer
neuen Gipfeln des Genusses – aber Erstbesteiger will und wird
man selber sein, auch wenn man von den Namenlosen gestützt,
getragen oder im Windgeschützten auch bloß über die Beschaffenheit eines Gipfels unterrichtet worden ist, den man
nie erreicht. Warum? Der höchste Genuss ist es, beneidet zu
werden, und dafür lohnt sich schon ein kleiner Etiketten-
schwindel.

In Beziehungen geht an dieser Haltung immer wieder unversehens eine/einer zugrunde. Aber als Genussmensch hat
man klare Prioritäten und Stehsätze zum Selbstschutz: „Jeder
ist allein für sich und seine Entscheidungen verantwortlich und
trägt somit selber Schuld, wenn er sich auf Leidvolles einlässt –
aus welchem Grund auch immer. Lass mich aus dem Spiel,
keiner hat gesagt, du sollst ... etc." Solche Menschen hinterlassen mit Regelmäßigkeit – in allen Geschmacksvarianten –
Backhendlfriedhöfe mit reichlich Menschenknochen.

Die „**asketische Einstellung**" ist ein häufiges Erholungs-
verhalten und entspringt meist der Sehnsucht nach Reinheit

und Überwindung. Zum Leid hat man sich hier aktiv entschieden. Durch Askese entsteht eigentlich Macht, die alle und alles überwindet. In der aktiven Körperaskese liegt eine sinnliche Lust am Schmerz. Es gibt also eine innere Wechselbeziehung zwischen genießender und asketischer Einstellung. Wollüstiges Genießen und zerfleischende Askese sind ebenso ein Kräftepaar wie epikureische Weltfreude und stoische Resignation.

Einstellung – Selbstreflexive Einstellung – Grundformen der Selbstbetrachtung und Stufenleiter zum Weltbild

Der Kulturepikureer ist die Steigerungsform des Genussmenschen. Er sucht jeden Genuss möglichst reich und ungestört zu entfalten. Dies gelingt durch die Abgrenzungstaktik der ästhetischen Einstellung. Alles wird hier isoliert betrieben und genossen: der unmittelbar erlebte Augenblick, ein „appetitlicher" Mensch, der aufregende Zufall, ein spannendes Abenteuer, das Aktionsprogramm „Na warte, dich krieg ich auch noch". Endlos ist die Suche nach neuen Spielen. Nichts ist vollständig, alles ein System aus Realitätsmontagen, mosaikhaften Einzelbereichsbefriedigungen, gut organisiert und wortreich gerechtfertigt. „Warum nicht?", würde man fragen – endlich ein Konzept, das Abwechslung und Spannung schafft und so der gefürchteten Erstarrung entgeht. Aber um welchen Preis?

Konsequenz, Verantwortung und Ganzheit werden abgelehnt, da man ein Leben nach einem alles vereinenden Prinzip für zu riskant hält (offiziell für spannungsneutralisierend) unter dem Stehsatztitel: „Der Alltag zerstört alles". Unbedacht bleibt die Tatsache, dass das wirkliche Leben aus Alltagen besteht, die man zu „Einzigtagen" machen könnte – mit Phantasie, Konsequenz und ungeteilter Entscheidung für eine Sache, einen Weg, einen Menschen. Weil man das aber weder will noch kann, ist Ausgrenzung die einzige Möglichkeit, dem Schönen seine Schönheit und dem Interessanten seinen Reiz

zu erhalten und vor allem sich selber die Sicherheit aller Lebensgrundlagen, ohne die man ja nicht weitermachen könnte.
Sicherheit, Geld und Verbindungen bilden die Achse, um die das Rad dieser Art Welt sich dreht.

Und wieder sind die Emotionen in die Pflicht der Rationalität genommen. Genuss wird so geordnet, gefördert oder gehemmt, dass er weiterwirkt wie ein Aphrodisiakum im Angesicht erschlaffter Kräfte, denn man will alles und es darf nie aufhören, außer wenn man Besseres gefunden hat. Lebensfreude im fliegenden Wechsel nach dem Motto: „Was bedeuten Schwüre – hätten wir noch vor einem Jahr geglaubt, dass es gibt, was wir jetzt haben – nur nicht festlegen, solange Hoffnung auf Verbesserung besteht!".

Mittel, Beziehungen, der kleine Anruf, der genügt, um sich lästige Verpflichtungen vom Hals zu schaffen, und vor allem Kaufen, Zugang zu allem, Zulassung aller Inhalte, Offenheit für alles, ohne sich je ganz einzulassen.

Kontrast und Wechsel sind die unverzichtbaren Erhaltungsbedingungen. Man wechselt Situationen, Menschen und Eindrücke, damit es nur nicht irgendwo Wiederholung und damit Langeweile gibt. Alles muss gut lösbar und letztlich unwichtig bleiben, kurze Zeit die Illusion des Wunderbaren „hergeben", bis man sie aus einer anderen Tube quetscht. Indem man sich vor jeder Entscheidung, jedem Endgültigen und Unbedingten hütet, setzt eine Entwicklung zur Substanzlosigkeit ein. Aber bis es so weit ist, folgen einander bühnenreife Auftritte und Abgänge, immer wieder werden neue Komparsen und Nebenrollendarsteller bei Vorsprechterminen des täglichen Zufalls entdeckt oder Fremdenführer in neue Reiche der Genüsse angeworben.

Der manierierte Charakter hat endgültig aufgehört, der Realität und sich selber zu vertrauen. Seiner Rundum-Vorsicht fällt jede Nähe und jede Konsequenz in Freundschaft und Liebe zum Opfer. Seine Welt ist der Schein und ein Zynismus, der dem Gefühl des Ausgeschlossen-Seins folgt. Er vereinigt in sich

Ästhetizismus und Kulturepikureertum in einer Art Turm zu Babel, hat Lüge, Lust an Taktik und doppelte Buchführung zu einer Hochform entwickelt und steht am Rande des Krankhaften. Er signalisiert ergreifend seine Sehnsucht nach Hilfe und zerstört den Arm, der sich ihm reicht, bis zur Schulter als mindeste Schadensform.

Der manierierte Charakter kann keine verlässliche Abwägung finden zwischen den gegensätzlichen Positionen des Daseins. Er lebt in ständiger Ambivalenz. Sein Betätigungsfeld sind Nachahmung, gesellschaftliche Akzeptanz und Taktiken, die ohne Originalität das eigene Leben oft recht geschäftstüchtig über Wasser halten.

Der Reiz der Nachahmung besteht zunächst darin, dass sie zweckdienliches Agieren auch da ermöglicht, wo nichts Persönliches und Authentisches ist. Nachahmung gibt die Sicherheit, im eigenen Tun nicht allein zu sein. Wo der manierierte Charakter nachahmt, weist er die Forderung nach produktiver Kraft von sich und betrachtet dann aus sicherer Höhe das Handeln anderer. Er lässt sich herab zum kritischen Kommentar und entzieht sich der Qual der Wahl durch die Illusion des gleichzeitig möglichen Gegensätzlichen. Dies kann nicht in der Realität geschehen, und daher ist der bevorzugte Daseinsrahmen des manierierten Charakters naturgemäß der Tagtraum. Seine Nachahmungsneigung macht ihn zum Geschöpf der Clique. Selbstdarstellung, szenische Handlung und unverzügliches Aufgreifen des letzen Trends ersetzen dort die reale Situation. Sein Leben vollzieht sich in geteilten, abgesonderten Räumen mit Drehtüren dazwischen. Die darin isoliert ablaufenden Vorgänge seiner Existenz entspringen geistigen Konstrukten, reich behangen mit ästhetischen Inhalten, aber immer fernab von realen Lebenssituationen. Freiheit ist ihm ein anderes Wort für die Entbindung von jeder Konsequenz und Verantwortung, sie bedeutet ein dauerndes Abweichen aus aller Gesetzmäßigkeit in Ursache und Wirkung. Die ist aber Grundvoraussetzung für den „Rest der Welt", um reale Veränderungen im Leben vorzunehmen. Das Motiv, dem Möglichen

zu vertrauen, besteht für diesen „Rest der Welt" darin, das
Mögliche durch Handlung zu verwirklichen. Daraus folgt
umgekehrt für den manierten Charakter die Unmöglichkeit
realer Verwirklichung als das Hauptcharakteristikum seiner
Freiheit.

Nachgeahmt werden unter anderem sprachliche Verfeine-
rungen und „feine" Manieren mit den unvermeidlichen, teils
schroffen Abweichungskontrasten in Alltagssituationen. Wer
eine Form nachahmt, ohne ihren Inhalt zu verinnerlichen, der
wird nicht in der Lage sein, diese Form lebenden Inhalten in
ihrem Wechsel und Wandel anzupassen, und zwischen Manier
und Haltung nicht unterscheiden.

Manieriertheit ist allerdings nicht nur ein stilistisches, sondern im eigentlichen Sinn bereits ein klinisches Symptom. Es
kennzeichnet ein Verhalten, das kranke wie auch normale
Züge in sich schließt. Darunter Begehren, Nachahmen mit
imperativem Zusammenraffen der nötigen Requisiten, Formen
und Sachkenntnisse, sofern sie chic sind und Eindruck machen. Hier proliferieren Posen, Affektiertheiten, Exzesse und
Übertreibungen in allen Abstufungen bis hin zur Aufzählung
von Besitz, angeheirateter oder eigener Verwandtschaft, Ge-
sellschaftsverbindungen, Nennung von Freunden nur in Verbindung mit ihren gesellschaftlichen, akademischen – oder
Adelsattributen, übergangslos benachbart einem hohen Pathos
und seiner melodramatischen Sprache. Es sind Eigenschaften
in denen eine beklemmende Fremdheit zum Ausdruck kommt,
oder ein zuweilen berührender Hilferuf.

Die ständigen Ängste und Befürchtungen des manierierten
Charakters artikulieren sich unter anderem in rücksichtsloser
Selbstschonung, allerlei Hypochondrien und, darunter ty-
pisch – der Angst vor Umweltgiften. Daher Rindfleisch vom
Biobauern, Tee ohne Insektizide, das Entsetzen über jedes leise
Alterungszeichen – Selbstschutz in jeder Weise.

Für den manierierten Charakter stimmt die Welt nicht überein mit der Form, weil die Form eine verselbständigte Welt
des Zweifels und der verborgenen Lebensangst geworden ist.

Nämlich des Zweifels an der eigenen Identität und Authentizität. So erklären sich rastlose Unterhaltung, Umbau, Neubau, Zukauf und kränkliche Blässe, im Wechsel mit Verbissenheit, Zähigkeit, und nach kurzer Zeit folgt der Schwenk der Richtung als paradoxe gemeinsame Endstrecke einer immer wirksamen Lebensangst.

Sie hat den strahlenden Panzer statt des Leibes und die spitzenbesetzte Maske statt des Gesichtes nötig und viele Begründungen zur Rechtfertigung bereit, Daseinsinhalte, Berufsziele, Mutter-, Vaterschaften in allen möglichen Reihenfolgen, ausgewiesen als Lebensziel Nummer 1 – jedenfalls fürs nächste Quartal.

Der manierierte Charakter ist letztlich ein einsamer Voyeur. Eingeschlossen im Mikrokosmos seines Narzissmus lebt er als „Glückskind" eigener Suggestion, unfähig, anders als durch vermittelnde Objekte und Menschen zu existieren, an denen aber die Unfähigkeit zu eigenständiger Bewegung oder Handlung unvermeidlich spürbar wird. Dieses „Sich-selber-an-den-Oberflächen-und-Eintiefungen-anderer-Spüren" gibt einen Augenblick lang Gemeinsamkeit, Geborgenheit, entzündet aber zugleich den Zorn darüber, dass es so ist, dass Geborgenheit immer nur Abhängigkeit bedeutet und nicht aktives, gegenseitiges Geben und Nehmen werden kann. Erst sind es Konkurrenten, die im Wege stehen, aber wenn sie aus dem Feld geschlagen sind, wird klar, dass man nicht einen Menschen gewinnen, sondern einen Fetisch erhalten wollte. Der fetischistische Aspekt solcher Objekt- und Menschauswahl wird kultiviert und in letzter Konsequenz auch kalkuliert. Wenn die vermittelnden Objekte und Menschen, unbeschadet ihrer Verschiedenheit, ihres ja oft provokativen Kontrastes als Fetische im Alltag des manierierten Charakters figurieren sollen, so müssen sie in abgeschlossenen Konstruktwelten, verborgen voneinander untergebracht werden, voyeuristisch betrachtet und überwacht mit Lust, Unruhe und Zynismus. Es ist die Position eines Dramaturgen der seinen Darstellern die Wahrhaftigkeit ihrer Rollen neidet, der zur gleichen Zeit gerührt ist und hasst, sie lockt, weil er sie für sein Leben braucht und sie

belügt und betrügt, weil er weiß, dass er ohne sie – und zwar
ohne sie alle zusammen – aber voneinander sorgsam getrennt –
nicht leben kann. Bis die Spannung zu groß wird, alles zer-
fällt und die Rollen zum fröhlichen Wiederaufbau neu besetzt
werden müssen.

Der manierierte Charakter kann nicht in erster Person leben,
also wird er Genießer, Verschwender, Epikureer und Ästhet,
alles in getrennten, stilgetreuen Suiten seines Daseins, und vor
allem wird er Kritiker des Lebens anderer, das er beneidet,
aussaugt, und zuletzt muss er sehen, wie es sich ihm entzieht,
um im Realen weiterzuleben. Er sieht die Realität und die Gefühle anderer als Spielzeugwelt und Schauspiel, als „sein persönliches Kasperletheater", selbst in Augenblicken größter
Nähe und im Angesicht von Schmerz und existenzieller Ver-
störung. Er fordert Selbstverantwortlichkeit von allen anderen,
und jeder müsse wissen, worauf er sich wie weit einlässt. Im
Idealfall gibt es für den manierierten Charakter sogar eine berufliche Legitimation zur Passivität, zur Abstinenz, und damit
trägt er nie und für nichts von alledem Verantwortung, was er
überall und andauernd inszeniert und ins Rollen bringt. Im Gegenteil – er selber wurde ja so oft betrogen, verlassen, ehrgei-
zigen Berufsinteressen nachgereiht, war Opfer feiger Flucht und
somit gezwungen, alle Mittel anzuwenden, um ja nie wieder
zu leiden.

Die Lüge entsteht hier somit aus dem lebensnotwendigen
Bedürfnis, endlos neue Beziehungen herzustellen, um nie in
die Verlegenheit des Verlustes zu kommen – und die Lüge
ermöglicht die Rolle des Beobachters. So betrachtet der manierierte Charakter die Geschichte anderer Menschen, exploriert
ihre Geheimnisse unter der Devise gegenseitigen Vertrauens
und legt der Gegner in diesem Glauben seinen Waffenrock ab,
so ist das ein Punktevorteil, den man zu gegebenem Zeitpunkt
nutzen wird. Man entfesselt die Leidenschaften anderer, be-
obachtet und belauscht ihre Pläne und Ziele vom Standpunkt
der unentdeckten Lüge aus. Andererseits wird diese Lüge nie
gestatten, ein Leben in erster Person zu führen.

Der stilistische Modus des Scheins wandelt sich im vertrauten Umgang mit dem Protagonisten der aktiven Handlung zur trügerischen Vorstellung einer gemeinsamen Gefühlswelt mit ihm – für den manierierten Charakter ist dies aber nur die Laune eines Augenblicks. Vertrauen entsteht auf der einen Seite, die Freude am zynischen Triumph auf der anderen. Zwischen Schein und Sein besteht für den manierierten Charakter kein Widerspruch, vielmehr bilden beide gemeinsam – aber keiner von beiden für sich allein – die Balance, wo das Leben in Schwebe und interessant bleibt. Wendet es sich nach der Seite realen Seins, der Handlung, so wird es langweilig. Für den Protagonisten ist Handlung aber unverzichtbarer Ausdruck seines Glaubens – glaubt und vertraut er, so will er handeln, verliert er diesen Glauben, so verliert er seine Kraft. Und somit entstehen Katastrophe und Drama, da sich die Gegensätze nicht vereinigen lassen, und sie haben die Gewalt, den Protagonisten zu zerstören, wie Othello vor dem kalten Auge Jagos – soferne Othello nicht zur rechten Zeit Shakespeare gelesen hätte und folglich gewarnt ist und längst unbemerkt in der gleichen Loge sitzt, blass geworden im Angesicht der Gefahr, die ihn fast um die Liebe seines Lebens gebracht hätte.

Die Lust, Vermutung entstehen zu lassen, ist das wirksamste Instrument des manierierten Charakters, mit dem er auf die Realität einwirken kann, der Haken, an dem er seine Existenz befestigt, nachdem er ihn ins Fleisch seiner Opfer geschlagen hat.

Das Leben wird durch die Mode fingiert und Mode legt fest, wo und wie die Maskerade gefeiert wird. Sie spielt mit der Ähnlichkeit, nicht durch Wahlverwandtschaft, sondern durch vereinbarte Attribute. Das ermöglicht es, den anderen zu erkennen und sich seiner selbst zu versichern.

Paradoxerweise wird die Gesellschaftsclique für den manierierten Charakter zum Realitätsprinzip, aber zugleich ein theatralischer Raum, in dem er den Schein als Sein und das Schauspiel zuletzt als eigene, persönliche Einsamkeit erleben muss. Eine klammernde Einsamkeit, gemeinsam mit vielen

Cliquenstatisten, dicht zusammengedrängt auf der Bühne des Cliquendaseins, bange davor, unversehens aus seiner Rolle heraus in die Welt des Lebens zu fallen. Man ist Schauspieler und Zuschauer in einer Person, in einem Reich der Schatten. Und man hat den fatalen Triumph, jede Äußerung von Hingabe in einem privaten „Kasperletheater" aus letzter Reihe und nächster Nähe gleichzeitig betrachten zu können.

Der Pflichtmensch ist puristisch aus Misstrauen gegen alle Neigungen, die individuell, daher willkürlich und zufällig sind. Und: „Wir sind nicht da, um das Leben zu genießen, sondern um etwas zu leisten und zu hinterlassen." Er strebt nach allgemeingültigen Grundsätzen dem Ziel vollständiger Rationalität zu. Konsequent, wie er ist, versucht er gar nicht, Emotionen in die Pflicht der Rationalität zu nehmen, sondern grenzt sie von vornherein als schlecht kalkulierbaren Störfaktor aus. Er ist streng, diszipliniert, erlaubt sich aber – ohne Lust oder Genuss –, was seinen Grundsätzen und den allgemeinen Lebensnotwendigkeiten entspricht.

Zur Selbstvervollkommnung wendet er sich vorrangig Kulturinhalten zu: Wissenschaft, Kunst usw., ohne inneres Bedürfnis und ohne eigenständiges Schaffen.

Sein Theater- und Opernabonnement absolviert er ebenso gewissenhaft wie alles andere und erfährt meist erst beim Betreten der Kultstätte den Titel des Abends.

Der Stoiker strebt nach Ruhe und Frieden. Seine Unabhängigkeit entsteht aus der eingeübten Vorstellung von der Entbehrlichkeit aller Dinge. Nichts erzeugt aus sich allein Leiden, da zum Leiden nicht nur das Schicksal, sondern auch man selber beitragen müsse. Und dieser Eigenbeitrag ist die Einlassung in eine Sache. Was die Stoiker in letzter Konsequenz tun: Sie gewöhnen sich an alles Unbequeme, noch bevor das Schicksal sie dazu zwingt. Irgendwie atmet all das eine große Angst, einen tödlichen Pessimismus – so tödlich, dass als einzige Lösung übrigbleibt, den Tod zu verharmlosen.

Es wird nicht gewagt, nicht deklariert, keine Brücke gebrochen und kein Schiff in Brand gesteckt. Der moderne Stoiker will, wie seine Vorbilder, nichts wünschen und brauchen, was außerhalb seiner Wirkungsmöglichkeit liegt. Nichts ist im Weiteren interessant, wofür es der Mithilfe anderer bedarf, wo man vertrauen müsste. Eine Lebenshaltung, die als ausschließliche kaum denkbar und sicher nicht lebbar wäre, außer in einer Tropfsteinhöhle mit Verpflegung für den Rest des Lebens vielleicht. Die stoische Haltung dient meist dazu, sich von einer anderen, eventuell ganz konträren Form zu erholen. Misstrauen sollten zwei Paradestoiker vermitteln, die für Reichtum und Macht in inkompatibler Form stehen, nämlich Seneca (Lit. 9), reichster Mann von Rom nach dem Kaiser Nero, und Marc Aurel (Lit. 10), selbst Kaiser.

Ist man nicht von allem ein wenig?
Wenn so, dann ist das vielleicht nicht das höchst Erreichbare, aber zumindest eine Lebensform mit Bewegungsspielräumen, meine ich. Kulturepikureer, Pflichtmensch und Stoiker verabsolutieren Seiten einer dynamischen Selbstgestaltung in gegenseitiger Induktion. Eskalationen und Auswüchse bleiben einem selbst – und besonders auch den Menschen, die unseren Weg kreuzen – damit erspart. Gegenüber den skizzierten Monokulturen erhält der lebendige Kontrast den Gegensätzen ihre Spannung und nimmt zumeist eben auch die Spitze, mit der man andere abweist, verletzt oder entwurzelt. Ich empfinde diese Haltung als eine legitime individuelle Daseinsgrundlage ohne Verlust von sozialer und Selbstverantwortung. Man erhält und nimmt sich vieles, aber man gibt auch.

Es ist ein faires Geschäft mit dem Leben und den Menschen und eine Konzession an Emotionen und Gefühle in einem machbaren Rahmen – mit etwas Bitterkeit und Resignation vielleicht? Mag sein, denn eine Entfesselung, eine emotionale Befreiung und ein Lebensabenteuer ohne Kompromisse ist das freilich nicht. Aber vielleicht ein erster Schritt in diese Richtung – mit Glück. Mit Pech aber auch eine Regression in den Pferch der Monokultur, ins Reservat der Cocktailstatisten. Wer kennt nicht die Rückschläge, den Zusammenbruch des polyvalenten Spannungsfeldes? Alles wurde wieder zu kompliziert, zu unsicher, man misstraut, weil man sich schwach fühlt (denn andernfalls könnte man geben, ohne auszufließen), und man reagiert mit Sehnsucht nach Übersicht, genannt Reinheit des Lebensprinzips. Diese „Reinheit" ist häufig nur eine ermüdungsbedingte Vereinfachung, in Wahrheit der Weg in die Sackgasse der Leblosigkeit, wenn man dabei bleibt und wieder verstandesbestimmte Grundformen verabsolutiert. Dieses mosaikhafte Hin und Her zwischen Durchbruch und Regression ist aus der Nähe betrachtet ein Chaos und reich an Enttäuschungen und Rückschlägen – erst mit Abstand wird seine Ordnung und ein vorsichtig schwingender Fortschritt sichtbar.

Anders, und jetzt auch im Grundsatz anders, ist es allerdings, wenn wir endlich den Mut finden, unsere Instinkte neu zu erwecken und sie von allen Relativierungen und eingeübten Vorsichten zu befreien. Natürlich kann das gefährlich sein und man weiß nicht im Voraus, was alles passiert. Aber das ist es eben, was das Neue zum wirklich Neuen macht. Nur so ist es möglich: Unser Leben bewegt sich dann in tatsächlich neue Bereiche und die „Als-ob-Realität" der rationalen Vorhersage fällt von uns wie ein schwerer Mantel, den man „für alle Fälle" bisher niemals abgelegt hat, denn es könnte ja kühl, vielleicht sogar kalt werden. Das zu tun erfordert viel Vertrauen in sich selbst und die Bereitschaft, sich auf andere einzulassen – Hintertüren zuzumachen und mit den endlosen, stets neu geschminkten Wiederholungen des ewig Gleichen aufzuhören. Nicht wieder den Versuchungen zu erliegen, welche die Sprache unter dem Titel „Rechtfertigung, Begründung" immer bereithält – bis man eine Gänsehaut bekommt bei den Worten: „Wir müssen viel mehr und immer wieder darüber reden." Es ist ein großer Schritt in der eigenen Entwicklung, wenn man sich darüber klar wird, dass zwar die Sprache so ziemlich jede Verhaltensweise mit einer plausiblen Rechtfertigung sanktionieren kann, aber wir spüren nachher, dass etwas nicht stimmt. Es ist wie der Eindruck, den ein fehlerhafter Wein hinterlässt: gefällig und eigentlich „perfekt" zunächst, aber dann etwas Schales und im Ganzen Unstimmiges. Man sollte im Laufe seines Lebens werden wie ein guter Wein – authentisch, interessant und darin langlebig. Dazu muss man sich zunächst ausreichend kennen gelernt haben und zu sich stehen, wenn es fallweise stürmisch wird. Man lernt sich aber nicht kennen, indem man sich mit den immer gleichen Beleuchtern umgibt oder täglich viel Zeit vor dem Spiegel verbringt, sondern indem man sich verschiedenartigen Situationen und Aufgaben aussetzt. Wenn Sie die Gewissheit empfinden, mit sich selber im Reinen zu sein, sich nicht im Selbstmitleid demütigen und Ihre Ideale nicht wechseln wie die Wäsche, dann können Sie es auch riskieren, sich auf andere Menschen einzulassen und einen Vorschuss an Vertrauen geben.

Die Gefahr ist groß, dass Sie sich irren, dass Ihr Gegenüber nicht ist, was er/sie schien. Aber Sie haben Ihr Leben und Ihre Ideale nicht abgegeben wie ein Volk ohne Stolz, das sich der Ungewissheit einer Fremdregierung übergibt. Nein, Sie haben auf Gemeinsamkeit vertraut, so sehr, dass Sie gemeinsam zu den Sternen fliegen wollten. Egal was Sie vielleicht dabei verloren haben, Ihre Selbstachtung haben Sie hoffentlich nicht vor die Füße eines anderen geschmissen, denn das ist kein Liebesbeweis, sondern fahrlässige Dummheit. Wenn Sie's also nicht getan haben, dann bleibt immer die Möglichkeit, mit einer schönen neuen Selbsterfahrung weiterzuleben – und wieder zu vertrauen. Selbstachtung ist keine Hintertür. Und Vertrauen ist etwas anderes als Selbstaufgabe. Ich kenne außer dem Tod, wo es sich nicht anders machen lässt, keine Gelegenheit, wo Selbstaufgabe angebracht wäre. Und wer das von einem anderen fordert, der liebt ihn nicht oder sollte zunächst aus besserem Grund als bisher Vertrauen in sich selber fassen.

Außerdem könnte für einen Menschen, den Sie lieben und der Sie wieder liebt, alles das, was wir hier behandeln, noch zu neu sein. Der Sprung in ein emotional entfesseltes Leben ist ihm/ihr nicht möglich, der erste Schritt in eine Daseinsform mit mehr Bewegungsfreiheit wäre es aber. In diesem Fall hat liebevolles Vertrauen noch einen anderen Namen: Geduld. Vor welchen Verlusten warnt uns denn die rationale Kalkulation mit Hinblick auf neue Kompasspeilungen unseres Lebens? In erster Linie vor den materiellen und gesellschaftlichen Verlusten, der aufgegebenen Sicherheit, die von Geld und Verbindungen ausgeht. Aber auch vor emotionalen Bindungen, die man meint zu verlieren, aufgeben zu müssen, was jedoch meistens nicht der Fall ist, wenn sie auf beiden Seiten aufrichtig empfunden sind.

Waren Sie einmal in der Wüste? Dann kennen Sie das Gefühl, nicht einschlafen zu wollen, weil der Sternenhimmel dort in der kalten Nacht so unvergleichlich schön ist. Ohne jede Selbstüberredung wird einem klar, dass es zum Leben ganz wenige Dinge braucht, und die Auswahl ist einfach und selbstverständlich, wenn einmal der ständige Lärm rundum verstummt. Wenn Sie nicht in der Wüste waren, erinnern Sie sich einfach an eine Liebe Ihres Lebens. Man ist bedürfnislos und reich – bis einer von beiden anfängt, die Rentabilität einer solchen Beziehung durchzurechnen und ein Defizit für sich befürchtet. Dann ist das Ende der Liebe meist schnell bei der Hand, aber Gefühle kann man nicht zurückpfeifen wie einen Hund. Das ist gut so, weil es für eine vitale Lebensäußerung spricht. Die hat nicht der jeweilige Mensch in uns gepflanzt, er hat sie nur erweckt. Sie bleibt auch in der Zukunft in uns, wenn wir sie nicht erwürgen oder einmauern.

Man muss nicht gleich die Schiffe hinter sich verbrennen wie Cortez oder mit dem Fallschirm vom Himmel springen, um Hintertüren zuzuschlagen oder sich aus zu eng gewordenen Lebensräumen per Mutprobe hinauszutreiben. Eines soll nur nicht passieren, und diese Gefahr ist groß: Rücksicht auf die eigene Mentalität und Grundstimmung zum Schlupfloch, zur üblichen Sprachrechtfertigung werden zu lassen für das Steckenbleiben im immer gleichen Muster. Man sollte nicht von Verantwortung reden, wenn man Bequemlichkeit und Bankzinsen, Anwesen und Rücklagen meint.

Aber die Selbstgestaltung des Einzelnen ist ein fortschreitender Prozess, etwas zumeist Langsames, nicht sehr Geradliniges. Nur selten schafft man es per Sprung. Das langsam Fortschreitende macht es nur vielfach schwer, das bereits Erreichte zu sehen. Man muss sich dabei auf sein Lebensgefühl verlassen. Selbstgestaltung ist im besten Fall lebendiges, echtes Sein, wo Emotion, Leitbild und Augenblick harmonieren, im schlechtesten Fall ein unechtes Umhängen einer Persönlichkeit, die man nicht ist, weil bloß gewollt, nicht gestaltet wird. Ist man noch entwicklungsfähig, hält man sich nicht für das Ideal und fordert nicht von anderen dafür gehalten zu werden. Man bleibt authentisch und will nicht ein Ziel erreichen, um damit fertig zu sein, sondern jedes Ziel überwinden, indem sich ein neues Ziel eröffnet. In diesem Sinn gelten die Devisen: „Der Weg ist das Ziel" und „Nicht die beste Etappenzeit zählt, sondern der Steigwinkel, der unterschiedlich vorgegeben war".

Die Mitte aus allen Einzelbewegungen ist die wirkliche Richtung

Es ist mit der Richtung des eigenen Lebens wie mit der Motorik, also unserer Bewegung und Haltung: Der tatsächliche Ablauf im Kleinen und seine Betrachtung aus der Entfernung sind so verschieden, als wären es zwei Dinge.

Die physiologische Körperbewegung wirkt von weiter weg zielbestimmt, perfekt und glatt im Ablauf – scheinbar. Dabei besteht sie aus vielen Einzelimpulsen nach verschiedenen Richtungen, deren Mittel dann zur äußerlich bemerkbaren, tatsächlichen Richtung wird. Wir sehen an unserem eigenen Leben die vielen kleinen Zick-Zack-Impulse, spüren sie am ganzen Leib in ihrem dauernden, paradoxen Wechsel und trotzdem ergeben sie bei aller Gegensätzlichkeit zuletzt eine Richtung. Nun sieht man aber gewöhnlich diese Richtung, die große Linie bei anderen und beneidet die vermeintliche Konsequenz, die dort herrscht.

Kapitel XIII

Prototypische Weltbilder

Sie sind Konstruktionen, wo Einstellung und Selbstreflexion höchste Form erreichen. Der Einfluss auf das eigene Leben ist oft tiefgreifend und vollständig. Das Selbst wird aus rationaler Distanz betrachtet, als einer von vielen Bestandteilen der Welt eben, die man so oder so auffasst.

I. Naturweltbilder

1. Das technische Weltbild

Hier wird nicht anschaulich gesehen, sondern durch einen Ordnungsraster von Experiment, Abstraktion und mathematischer Rechnung. Es wird also aus einer Verallgemeinerung auf das Konkrete rückgeschlossen. Grundlagen der Erscheinungen sind immer etwas quantitativ Messbares. Die Natur ist in exakten Gesetzen berechenbar. Theorie und konkreter Anlassfall sind durch das Experiment, durch die Möglichkeit der Falsifizierung (also der Widerlegung einer Theorie durch die Wirklichkeit) miteinander verbunden.

Haupthindernis auch hier: Die Einwirkung auf das Phänomenale, auf das nicht Machbare, braucht Wagnis. Da gibt es keine sichere Vorausberechnung und keine Vorhersage. Wagnis braucht Anschauungsempirie, Instinkt, Anteilnahme, eben ein Können, das nicht einfach übertragbar, sondern konkret persönlich erworben ist. So entsteht dann Verständnis.

Rationalität beherrscht diese naturmechanische Welt. So
weit sie reicht, kann man berechnen und machen, Werkzeuge
entwickeln, die „jeder" bedienen kann. Es entsteht so inmit-
ten der natürlichen Welt eine zweite, eine technische Welt der
Maschinen. Das menschliche Leben darin wird „organisiert",
in „Betrieb" genommen. Es ist ein verhängnisvoller Weg vom
Menschen als Maschine mit göttlicher Seele (Descartes), vom
preußischen Linienregiment des 18. Jahrhunderts und seiner
Uhrwerkpräzision zum Panopticon von Bentham **(20)** bis zur
Seelenmechanik von Meynert **(21)**; von Corbusiers Maschinen zum Wohnen zu George Orwells Albtraum von der vollständigen Kontrolle. Aber warum so weit ausgeholt? Jedes
Fitness-Center macht seine exklusiven Mitglieder zu maschi-
nenkompatiblen Maschinen. Wie leuchten nicht die Augen,
wenn die Watt-Zahl und die Maximalkraft, die man dem eisernen Gegenüber entgegensetzen kann, gestiegen sind? Man
schiebt die Chip-Karte mit den Daten des letzten Bodychecks
ein und genießt das geborgene Gefühl, eine definierte Größe
zu sein. Diese Welt stülpt sich über den Gegenwartsmenschen
bereits dermaßen „luftdicht", dass er die natürliche Welt als
eine künstliche empfindet.

Es ist eine Art luftdichte Käseglocke über dem Ameisen-
haufen der Gleichberechtigten, mit einem Subklima, das die
äußeren Zustände vergessen lässt. Und was „der Mensch" sich
unterwarf, wird für „die Menschen" schlimmer als der Widerstand der elementaren Naturgewalt.

Eigenartig, dass die Beklemmung nicht lauter in uns schreit,
aber nur so ist es ja möglich, dass die Maschine nicht nur ihren Diener, sondern bereits ihren Schöpfer nach Sprache und
Denken „formatiert". Man wird „ganz freiwillig" maschinen-
kompatibel. Wer der Logik der technischen Welt gehorcht, der
empfindet – anders als früher – keinen körperlichen Schmerz
durch die züchtigende Hand und keine empörende seelische
Unfreiheit in einem bewachten und vergitterten Turm. Nein,
wir verlieren uns schmerzlos in erdachten Bedürfnissen und

deren Befriedigung. Dafür haben wir mit dem Willen zur Individualität bezahlt.

2. Das Weltbild der konkret gestaltlichen Auffassung

Baut auf Anschauung und damit auf die Erfassung von Qualitäten und Formen. Die Natur wird in farbiger Vielfalt gesehen, die Zusammenhänge anschaulich, nicht theoretisch gesucht. Alles erscheint als Gestalt, nicht als Gesetz.

Hier herrscht liebevolle Versenkung in die Einzelerscheinung, das Festhalten am Sichtbaren, Lebendigen, der morphologische Sinn für alles, was Gestalt hat. Die Emotion ist noch ungezügelt und findet im konkret sinnlich Erlebten ihren Spielraum.

3. Das mythische Weltbild, ein Mode-Remake

Diese Welt, die ihre Gestalt vor allem in Märchen und Dichtung gefunden hat, ist keine häufige Gegenwartsform von Weltsicht. Sie ist eine verwickelte und nuancenreiche subjektive Reaktivität auf Naturstimmungen, Naturformen, Naturvorgänge. Ihr sprachlicher Ausdruck sind Analogien und Symbole. Die Natur in ihrer Vielfältigkeit erzeugt das Gefühl der Verwandtschaft, der Geborgenheit, des Vertrauens. Es sind im Innersten verwandte und vertraute Kräfte, die in den Naturerscheinungen gesehen werden. In der Romantik hatte diese Sicht eine kurzfristige epochale Synchronisation.

In der Gegenwart wird sie zum Zufluchtsort vor dem reduktionistischen und gleichmachenden Standpunkt des Technisch-Rationalen. Hier bleibt die Individualität unangetastet. Dennoch ist die Grundschwingung die der Flucht und der autorisierte Platz der Emotionen ein irgendwie gekünstelter Thronsessel. Die mythische Weltsicht ist uns durch jahrhundertelange ganz diametrale Denk- und Betrachtungstraditionen zu entfernt, um mit einem Sprung erreichbar zu sein. Daher vielleicht das Krampfhafte, Vorsätzliche in allen ihren Erscheinungsformen, Sekten und spirituellen Zirkeln.

II. Das kulturelle Weltbild

Basiert auf dem Bewusstsein, dass es viele Möglichkeiten der Welt- und Daseinsbetrachtung gibt – im Interesse, sie kennen zu lernen. Man verliert sich nicht, sondern vergleicht und öffnet sich so für Fremdes, um es zu sehen und sein Weltbild über die eigene Realität und Erfahrung hinaus zu erweitern. Das objektive Weltbild des Kulturvergleichs in isolierter Betrachtung kann einen außerordentlichen Reichtum an Inhalten gewinnen. Aber solange es ohne Beziehung zur subjektiven Erlebniswelt bleibt, hat es äußerlichen Charakter. Es erfasst zwar viele Eigengesetzlichkeiten objektiver Kulturzusammenhänge, die für Erörterungen in Wirtschaft, Recht, Politik vielfach ausreichen, dringt aber nirgends ins Innere, wenn man keine klare und entschiede Position bezieht.

Kapitel XIV

Im Zeichen der Windrose – wo stehen wir selber? Wieviel Individualität haben wir der vollständigen Benutzbarkeit noch entgegenzusetzen?

Man wertet, solange man lebt, und gerät damit in Krisen. Wie es verschiedene Weltbilder gibt, so auch verschiedene Wertordnungen. Man kann Werte sehen, ohne sie sich anzueignen. Die Aneignung ist aber die einzige wirklich deklarierte konkrete Wertung, wodurch etwas lebendig wird und bleibt, so auch Weltbilder und Einstellungen, in denen die instinktive Grundlage unserer Emotionen nicht vollständig unterminiert wurde – wo die Emotion nicht unrettbar in die Pflicht des Verstandes geraten ist.

Solange das so abläuft, nämlich erfahren, bewerten, erfahren oder auch lernen, überprüfen, erfahren, bewerten, erfahren, halten sich Verstand und emotionaler Hintergrund in einem harmonischen oder zumindest konstruktiven Verhältnis zueinander. Die Vorhersehbarkeit des nächsten Schrittes, den der Verstand vorgibt, ist hier noch nicht zum tyrannischen Metronom über das gesamte Leben geworden. Wertung und eigene Auseinandersetzung mit Gefühlen und Konstrukten des Verstandes soll etwas Aktives sein.

Richtungsumkehr als Chance

Der Prozess vom Unmittelbar-Emotionalen zum Abstrakten und wieder zum Emotionalen ist die Vitalitätsgarantie von der rudimentären Lebenseinstellung bis zum Weltbild. Egal, wie weit man seine Sicht vom eigenen Leben und der Umgebung entwickelt hat, die Abstraktion ohne weiteren Anschauungsunterricht im Tatsächlichen tötet alles. Aber es gibt einen Ausweg vom letztlich Entleerten in umgekehrter Richtung. Denn man kann vom abstrakt Gewussten zum spontan Erlebten übergehen, solange die Notwendigkeit des konkreten Anschauungsunterrichts gesehen wird.

Und das ist eine Absicht dieser Arbeit – nichts für verfahren und totgelaufen zu erklären und resignieren, denn das kann man sich in einem Leben ohne zweiten Versuch nicht leisten. Es sieht bestenfalls im Theater gut aus.

Nicht immer gelingt ja von Anfang des Lebens der folgerichtige Weg von der Anschauung zur Abstraktion, denn viele konkrete Wirklichkeitseinsichten brauchen Zeit und Geld, Freiheit von Pflicht, Vorbilder etc. Wer sie nicht hat, gehört zur Gegenwartsmehrheit, die zunächst lernt und „zur Kenntnis nimmt". Verfallen wir jetzt nur nicht auf die Idee, uns ins eigene Knie zu schießen durch schicksalbesiegelnde Feststellungen wie: „Ein Mensch mit meiner Vergangenheit – traumatisiert von der frühen Kindheit an – hat einfach keine Zukunft." Es wird einem bewusst, wie klug die Ausbildungsordnung im antiken Griechenland war, wo jeder – egal, was er darnach tun würde – zunächst einen manuellen Beruf erlernen musste, wodurch er die konkrete Wirkung seines Handelns unmittelbar zu sehen bekam. Was aber auch jetzt in jedem Fall erhalten bleibt, ist die Chance, das abstrakt Gelernte einer sekundären Wirklichkeitsprobe zu unterziehen. Die Gefahr besteht nur darin, aus der vermeintlichen Höhe angelernten Wissens den Wert von persönlichem Erleben zu unterschätzen. Denn Abstraktion fordert ja zur „Objektivierung" von Phänomenen eben gerade die Auslöschung des „kasuistisch" Konkreten, des Einzelfalls. Der bleibt nur bedeutend in seinen Übereinstimmungen mit anderen Einzelfällen. So erhält er Allgemeingültigkeit, nämlich durch Auslöschung seiner individuellen Züge. Eine Richtungsumkehr erfordert also Courage und Vertrauen in die Wahrhaftigkeit und Richtigkeit einer Entscheidung – und sei es gegen alle Konventionen. Wer stellt schon gern in Frage, was er unter Opferung der Sehschärfe seiner Augen durch die Jahre und unter Aufwand von viel Zeit und Verzicht gelesen und gelernt hat? Ich reagiere auf diese Zumutung auch noch fallweise mit Ärger, denn alles war ja hoffentlich nicht „Fehlinvestition". Dann aber versucht man sich manchmal vorzustellen, wie die Geschichte der Welt aus der Feder derer aussehen würde, die alles das wirklich gesehen und erlebt haben, worüber sie sich äußern. Das liebe ich an Berichten, denen man die kurzen Pausen anmerkt zwischen Anstrengung und Zweifel, neuerlichem Versuch und zuletzt doch erreichtem Ziel. Wer da noch schreibt, der hat mit Sicherheit etwas zu sagen.

Dass man aber auch ohne dies viel reden und schreiben und damit auch Erfolg haben kann, zeigt eindrucksvoll Karl May, der nie an den Schauplätzen seiner zahllosen Romane gewesen ist und alles nur aus Büchern wusste.

Kapitel XV

Liebe als Chance, zu seinen Emotionen zurückzufinden – aber auch einiges sonst, was fälschlich Liebe heißt

Sexualität, Erotik, Verliebtheit und „metaphysische" Liebe bilden die Stufenleiter unserer Geschlechtsbeziehungen. Sexualität ist polygam. Erotik hat dagegen etwas Ausschließliches. Sie ist männliche Macht, weibliche Herrschsucht, rasende Eifersucht und im Augenblick des Geschehens zeitloses Erleben erfüllender Leidenschaft. Ihr Zauber entsteht einerseits durch das Neue, noch Unbekannte und andererseits durch das Bizarre. In ihrem Zeitverlauf wird sie letztlich polygam, das Feuerwerk wiederholt sich und verglüht. Geschieht das auf beiden Seiten im synchronen Puls, so ist es vorbei. Geht es asynchron, so werden Eifersucht, Machtwille, Besitzgier und Ehrbegriff aktiviert.

Wie Sexualität die Erotik stören kann durch Übereile, so stört Erotik oft die Entstehung von Liebe. Es ist ein Kampf der Sphären, wo Sexualität und Erotik untereinander oft, Erotik und Liebe aber nur in Glücksfällen eine lebende Synthese eingehen. Denn in der Liebe gibt Erotik den Anspruch der Polygamie auf, sie bezieht sich nur noch auf einen Menschen und zwar nicht nur in Bezug auf ihn als Geschlechtswesen, sondern auf seinen Geist, seine Talente und Eigenschaften. So werden Liebe und Erotik zu unbegrenzten Triebkräften füreinander und für eine immer tiefer und höher wirkende Harmonie, die sich aus allen anderen Beziehungen entfernt und befreit, um nur noch ein ungeteiltes Ziel zu verfolgen.

Wenn Verliebtheit den Sprung in die Realität der Liebe nicht schafft

Wer wäre noch niemals in der Schlucht zwischen Verliebtheit und Liebe abgestürzt? Die Dunkelziffer der Sprungverweigerer ist für die großzügigsten Spekulationen gut. Wer springt, wer stürzt und wie viele brechen sich das Genick und warum? Hier ein paar Anschauungsbeispiele von „Verunglückten", aber auch etwas Grund zur Hoffnung:

Träumerei in A und B

Es gibt mindestens zwei verschiedene Umgangsformen mit Träumen. Sie sind einerseits in der persönlichen Disposition angelegt und andererseits folgenschwer für das einzelne Leben und besonders für seine Beziehungsfähigkeit.

A. Der Mensch, für den das Träumen ein positiv motiviertes Planungshilfsmittel bedeutet, das in eine veränderte Lebenswirklichkeit führen soll. Er träumt, verwirklicht, träumt und verwirklicht, und so verändert er sein Leben.

B. Der Mensch, dem Träume als Selbstzweck dienen, woraus keine Konsequenzen erwachsen und auch gar nicht erwünscht sind. Dieser Charakter träumt, wenn die Ampel rot wird, in der Badewanne und immer, wenn sonst nichts los ist. Er beendet unverzüglich seinen Traum, wenn die Ampel wieder grün ist, das Badewasser kalt wird und wenn sich eine andere Zerstreuung ergibt. Sein Leben ändert sich nicht im Realen, dort bleibt alles festgefügt – es ändert sich nur, indem abgenützte Träume durch neue ersetzt werden. Das führt nicht zwangsläufig in eine irreale Scheinwelt, denn es gibt diesen Typus mit einem realistischen Geschäftssinn ausgestattet, einem wachen Instinkt für materiellen und gesellschaftlichen Vorteil und der gelebten Devise, Angenehmes ausschließlich in Verbindung mit Nützlichem zu betrachten. Aber es gibt eben Türen zwischen diesem realistischen Lebenshintergrund und den Tagträumen von Liebe, orientalischem Zauber und Lust. Und diese Türen lassen sich nach Durchtritt unverzüglich schließen und halten die respektiven Daseinsbereiche voneinander getrennt. Der programmatische Stehsatz solcher Menschen: Jeder Traum verliert in der realen Umsetzung rasch seinen Zauber, daher ist es nicht vernünftig, sich unter Aufwand und Opfern auf seine Verwirklichung einzulassen. Besser also, er bleibt ein Traum und wird zuletzt auch als solcher welk, dann ersetzt man ihn eben.

Die Katastrophe beginnt gewöhnlich, wenn Typ A und B einander begegnen und inhaltlich vom Gleichen zu träumen beginnen, von der Liebe zum Beispiel – aber jeder auf seine Art. Gewöhnlich eröffnet Berufsträumer B mit der Inszenierung und A ist bezaubert. Er geht auch bald in gewohnter Weise dazu über, Wirklichkeitsformen der Träumerei zu entwerfen und Maßnahmen dafür zu ergreifen. B ist entsetzt, denn aus dem Himmel der Vorstellung soll er zurück auf den Boden der Realität. A ist verständnislos, denn er hat nur weiterverfolgt und sich zu dem bekannt, was B so schön geträumt hatte. Er glaubt sich belogen und in der Vermutung eines Konkurrenten betrogen. Er verliert das Vertrauen und sucht Distanz, während er den gemeinsamen Traum betrauert.

B fühlt sich allein gelassen, verletzt, unter Druck gesetzt und unverstanden. Er beteuert die Wahrhaftigkeit seiner Liebe „als Gefühl" und versteht nicht, warum es nötig sein sollte, dies in der alles zerstörenden Realität unter Beweis zu stellen. Wofür Opfer, Einschränkungen und Verzicht, warum sich entscheiden in einer Dreiecks- oder Vierecckskonstellation und damit unweigerlich Leiden verursachen? Das kann und will man nicht, wo man so zart für andere empfindet und die Liebe nach allen Seiten ja echt ist – und sie ist es, weil man das ja spürt. Ist das nicht Beweis genug? Man ist entsetzt über die Unberechenbarkeit von A „aus lauter Liebe" und zieht den Schluss, dass man ihm die Träume nicht mehr gestehen kann, die man andauernd hat. Auch A wird schweigsam und zieht sich zurück. B vermutet Konkurrenz und umgibt sich mit Andeutungen, um

A eifersüchtig zu machen. Das Vertrauen ist weg, Hass und
Verachtung machen sich breit.

Zur Methodik der Idealisierung

Will man Bewunderung erzeugen und aufrechterhalten, ohne
die Erfordernisse zu erfüllen, die das an die eigenen Fähigkeiten und Eigenschaften stellt, so fängt man an, aus Bemerkun-
gen und Reaktionen auf ein Prinzip hochbewerteter Merkmale
zu schließen. Während der eine seine Illusion weiterspinnt,
spielt ihm der andere alles formgerecht in sein zum Glauben
bereites Hirn zurück, bis die Illusion immer „wasserdichter"
geworden ist und der Träumer zum Schlafwandler. Geschieht
dies mit kalter Berechnung und zynischer Belustigung? Nur
selten. Viel häufiger ist es der wachsende Appetit an der Bewunderung des anderen, der uns treibt. Man fühlt sich wohl,
gestreichelt und gekost von der Sehnsucht der Blicke, der
Schüchternheit der Worte und der Leidenschaft und Begeiste-
rung der Werbung, und man möchte sie weiterhin. Aber nicht
um jeden Preis, nicht unter Aufgabe von irgendetwas, was
einem schon gehört, sondern zusätzlich – eben alles. Das geht
nur, wenn man Rollen annimmt, wechselt und von Zeit zu Zeit
auch eine Bühne mit einer anderen vertauscht. Ein fahrender
Akteur in eigener Sache, aber aus keiner Stadt mit Schimpf
und Schande hinausgejagt – nur das nicht, sondern unter Ap-
plaus und dem Bedauern aller ist man abgetreten, nicht als
billiger Schmierenkomödiant, sondern als großer Charakter, der
beständige Traum aller. Ein Engagement dauert exakt so lange, bis die Tapete der Stargarderobe im neuen Haus nach eigenen Vorstellungen verändert wurde. Alles wirkt im Nachhinein
so, als wäre man immer nur den stets besser werdenden Angeboten gefolgt, wäre nie selber destruktiv geworden. Selten
war es eine Trennung im Bösen, wo immer möglich hielt man
Kontakt und die jeweils lieb gewordenen praktischen Beziehungen aufrecht, denn das Schlimmste war Trennung mit der
sonst überall amtierenden Folge des Alleinseins.

Die Prinzessin auf Lebenszeit
Sie hatte nach übereinstimmender Auskunft ihrer Mutter und
Schwester bereits als Kind halbe Tage vor dem Spiegel zuge-
bracht und liebte Verkleidungen aller Art. Später vollendete sich
ihr Talent, in Männern treffsicher auf Wünsche und Vorlieben
zu schließen. Sie empfand Lust und Unterhaltung dabei, ganz
wie von selbst, diese Eigenschaften zum Besten zu geben, sie
in eine laufende Rolle aufzunehmen und damit immer breiter
und randloser vor den staunenden Männeraugen zu stehen –
so breit und so randlos, dass es unmöglich war, rechts und links
und oberhalb davon noch irgendetwas anderes wahrzunehmen.
Es war ein Breitwandkino der Superlative. Gespielt wurden
Männerideale, Männerträume. Der Preis für den Eintritt war
hoch und in Realien zu entrichten. Von jedem nahm sie mit,
was ihr an ihm am liebsten war: die gesellschaftlichen Verbindungen, das Haus im Grünen, den alten venezianischen
Spiegel, den Zweitwohnsitz in Tirol. Denn für die meisten war
der Schock nicht verkraftbar, wenn sie hinter die Leinwand
blickten und dort zufällig Zeuge der Vorbereitungen wurden,
die es braucht, um einen Männertraum lückenlos und wasser-
dicht aufzuführen. Man ging – aufgewacht und etwas ärmer,
und nicht nur an Illusionen. Aber es hat eine zweite Seite: Bekommen wir unsere Illusionen einige Zeit lang schlüssig vor-
geführt, so kommen wir als Person unserem Ideal von uns
selber auch etwas näher, wenn es nicht zu weit entlegen war.

Vom Zauber alter Filme
Haben Sie alte Filme gesehen, mit wechselnder Lichtintensität
und Lautstärke, mit den vielen vorbeieilenden kleinen schwarzen Flecken und dem kleinen, kaum spürbaren, aber häufigen
Schnitt? Die Szenen sind so ergreifend, so echt, dass man all
das vergisst. Von Zeit zu Zeit aber fallen sie einem auf – in der
Projektion der Verliebtheit wie im Filmmuseum. Dort wie da
erzeugen sie einen kurzen dumpfen Schmerz – es war nur eine
Illusion. Nichtsdestotrotz gehen wir nach ein paar Stunden

dieses gefährdeten Glücks ebenso wie aus einem schönen alten
Film und sind auf dem Weg nach Hause ein bisschen helden-
hafter, reiner in unserer Empfindung und bereiter zu kämpfen – bis das Licht im Vorzimmer angeht und alles nur noch
aus den schwarzen Flecken am Film, den Lichtschwankungen
und der zuweilen blechernen Lautstärke zu bestehen scheint.
Die Nebengeräusche sind zum Thema geworden – wieder
einmal hat es die Illusion nicht bis in die Realität geschafft,
wo sie hätte Liebe werden können.

Wirklichkeitsdämmerung im Himmel der Verliebtheiten

Es gibt eine unbestimmte Unruhe, noch nicht wirklich Angst,
dass ein Puzzlestein vom Himmel fällt und mit einem leisen
Schlag ein Bild vervollständigt, das in seiner bisherigen Lük-
kenhaftigkeit bis zuletzt mehrere Deutungen zuließ und damit Hoffnungen – aber um den Preis jener Unruhe eben. Es
ist ein anderes Wort für Ahnung, für ein wortloses Wissen, das
sprachlos unterschwelliges Entsetzen in sich trägt. Wird die
Deutung für unser logisches Empfinden unübersehbar, so passiert etwas Eigenartiges. War bisher der wortlose Instinkt von
der Katastrophe, die noch keinen Namen hatte, überzeugt, so
beginnt jetzt die Emotion kuriose Purzelbäume der Sprachlogik
anzuzetteln, um die Qual zu stillen. Man findet endlose Erklärungen; das geht so lange, bis das ganze Feuer endlich in
Asche zusammenfällt und einen Geschmack in Mund und Nase
hinterlässt wie eine Nacht im Schlafsack am Wasser nach einem Sommerfest mit Lagerfeuer.

Von den tragischen Opfern

Wir sollten uns und anderen wo immer möglich Mitleid ersparen, denn Mitleid ist entwürdigend, wenn es uns trifft. Mitleid
erzeugt beim Mitleidenden das Gefühl der Überlegenheit, weil
es ihm besser geht und er nach Ermessen helfen kann oder
nicht. Es ist der äußerste Gegensatz der Liebe, im Mitleid auszufließen. Niemals meint man damit einen anderen Menschen,
sondern immer nur sich selbst.

So wie Mitleid und Selbstmitleid ist auch das Erziehen nicht Liebe. Als Erziehender überblicke ich die Situation des anderen, bin der Überlegene, habe Macht. Das Verhalten in diesem Bewusstsein ist nicht Liebe, es kann aber Liebe daraus werden. Das liebende Verstehen hat als Hauptelement das Hinaufsteigern des Wertes auf beiden Seiten, aber das Mittel ist jetzt nicht mehr Erziehung aus überlegener Höhe, sondern das kämpfende Infragestellen, Offenheit ohne Vorbehalt, Achtung und Anerkennung für die Werte und Möglichkeiten des anderen.

Eine schwer zu überlebende Belastungsprobe für jede Liebesbeziehung ist umkleidende Wertanhäufung, was eines Tages mit dem Zusammenbruch des überladenen Schaufensterstücks endet. Man hat sich dabei nur selber von außen beleuchtet, lässt aber spontane Emotion nicht zu. Man steigert so die gesamte virtuelle Empfindung einem imaginären Gipfel entgegen. Wer selber liebt und sich so betrachtet sieht, den kommt Beklemmung an. Liebt man selber aber nicht, so ist diese Art der Salzburger Weihnachtskrippen-Verehrung stets willkommen, denn man wird hergeputzt, hat aber – im Gegensatz zum Christbaum – zwei Beine, um sich auch selber überall herzuzeigen. Und zu jedem geeignet scheinenden Anlass regnet es neuen Behang. Beide sind glücklich, stützen einander gegenseitig auf dem Weg zum gemeinsamen Ziel: Eindruck zu machen, auf jede mögliche Art und um jeden Preis, dem nächsten gesellschaftlichen Erfolg und profitablen Kontakten entgegen – und „lieben einander von ganzem Herzen". Dies ist kein Problem, wenn keiner ein Herz hat und keiner keinen liebt.

Am Ende der Träume

Wenn eine Verliebtheit zusammenbricht, dann sucht der Verstand nach einem Ausgangspunkt, um von dort aus weiterzumachen. Einen Bezugspunkt, um die Welt neu anzusteuern gewissermaßen. Aber alles, was er findet, ist wie ein Trittstein, der kurz Halt gibt und dann im schwarzen Morast versinkt, knapp nachdem man sich auf einen anderen Trittstein gerettet hat, wo unverzüglich das Gleiche passiert, bis zuletzt der

Morast in einer Sonne trocknet, deren Wärme man noch nicht spürt. Getrocknet wie Lehm nach einem Wolkenbruch mit vielen Rissen und Abhebungen, aber ein trittfester Boden immerhin, und darauf ein Weg ohne Markierung.

Liebe ist unduldsam
Es ist die Bestrebung jeder Liebe, das Beste im Geliebten zur Entfaltung zu bringen. Das bedeutet die Pflicht, seinen niedrigen Regungen nicht nachzugeben noch sie zu übersehen. Nur so fängt man wirklich an, den Geliebten „wahr zu nehmen" und nicht mit einer projektiven Vorstellung zu verwechseln, die immer der Anfang einer Verliebtheit ist und den Blick auf den realen Menschen verstellt.

Ist dieser Schritt nicht möglich, aus Angst, den Geliebten zu verlieren, aus Anklammerung an die Projektion, dann sind hinter der blendenden Projektionsfläche alle möglichen Unbegreiflichkeiten verletzender Grausamkeit programmiert, die der reale Mensch gegen uns richten kann. Bei „Projektionsbeharrlichkeit" auf beiden Seiten können diese Grausamkeiten oft lange Zeit unterbleiben und der Akteur hinter der Projektionsfläche bleibt hier wie dort lange unerkannt. So kann im besten Fall das Ideal auf beiden Seiten durch positive Rückverstärkung Schritt für Schritt erreicht werden, wenn es von der Realität der Persönlichkeit nicht zu weit entfernt war. Beginnt aber einer von beiden, die Realität hinter der Projektion wahrzunehmen, und der andere haftet weiterhin am Ideal, so beginnt die Tortur. Es fordert viel Vertrauen und die Bereitschaft, für das Ziel zu leiden, wenn man die Projektion wegräumen will, weil man daran glaubt, dass dahinter etwas ist, das diesen Schritt wert war. Um diesen Unterschied wahrzunehmen, muss aber die erste Verliebtheit abgeklungen sein, denn solange sie dauert, ist unsere Projektion für uns reinste Wirklichkeit. Menschen, die gern gefallen und sich im Spiegel der Betrachter bewundern, geben ideale Projektionsflächen ab, indem sie alle Eigenschaften, die gefallen, in ihre Rollen aufnehmen. Das macht solche Charaktere gefährlich, weil sie es anregend finden, sich in der entgegengebrachten Verklärung zu betrachten, weil sie gerne Rollen spielen und sich mit Hingabe verkleiden, bis die Verkleidung zu ihrer zweiten Haut geworden ist und sie selber nicht mehr wissen, dass sie ein Ideal spielen, anstelle eine reale Annäherungsform davon mit allen Mühseligkeiten anzustreben. Der eine spielt, was der andere träumt, und der träumt weiter und wacht oft erst spät auf, weil der andere so gut gespielt hat. Rechtzeitig ein paar reale Konfrontationen und es wäre klar, dass hinter der gespielten Rolle keine authentische Schlüssigkeit ist. Aber das macht eben auch die Wirklichkeit zum natürlichen Feind solcher Charaktere. Die Wirklichkeit soll aus ihrem Konstrukt ausgeschlossen bleiben, denn nur so können sie ihre Rolle perfektionieren. So träumt der eine den Traum seines Lebens und empfindet immer beim Einbruch eines kleinen Stückchens Wirklichkeit ein eigenartiges Unbehagen, der andere spielt die Rolle seines Lebens und nennt die Nagelprobe des Realen, die der andere verlangt, beengend, pedantisch und illusionstötend. Zuletzt ist der Traum ausgeträumt und das daraus inszenierte Spiel ausgespielt. Dann geht es mit Wahrscheinlichkeit weiter – der eine träumt anderswo, der andere spielt anderswo wie gehabt. Wäre der eine aufgewacht und hätte in der Garderobe hinter der Bühne nachgesehen, er hätte vielleicht die Blöße schöner gefunden als das Kostüm und der andere den realen Augenblick aufregender als den Bühnenhöhepunkt und die Liebe wäre wahr geworden.

Liebe ist ein Zustand, der unsere besten Möglichkeiten ins Greifbare rückt. Der uns Einblick gibt in unsere Fähigkeiten, der alles bloß Geträumte in die Wirklichkeit führt – stürmisch und mühelos, leicht und heiter. Diesem Glück gerecht zu begegnen fällt schwer, wenn es sich uns wieder zu entziehen scheint. Deshalb so häufig und so naheliegend, weil man in jedem Liebesunglück Täuschungen erliegt und bei Trennungen zunächst meint, der geliebte Mensch nimmt, wenn er geht, alles wieder mit sich, was er uns zuvor gegeben hat. Dabei hat er uns nur gezeigt, was schon in uns war, bevor er kam, und was weiterhin dort ist – alles an Kraft, Leidenschaft, Erfindungsgeist, Hingabe und Mut zum Neubeginn. Nichts davon geht verloren, wenn wir es schaffen, das ehemals geliebte Wesen nicht mit Hass, Neid und bösen Wünschen zu verfolgen, nicht vor das Tribunal einseitig Informierter zu zitieren, wo selbst Göttinnen und Götter keine Chance auf faire Behandlung fänden.

Es mag ja fallweise sein, dass man blind war für Berechnung oder gedankenlose Gewohnheitstaktik, das sicherheitsorientierte Festhalten an Gewohnheiten, die Sondierung von materieller Attraktivität und gesellschaftlicher Kompatibilität, dass man zu früh zu viel gegeben hat – und wahrscheinlich wurde man dann verletzt. Man passte wahrscheinlich in zu vielen Bereichen nicht zueinander oder steckte mit unüberbrückbarer Zeitschere noch zu sehr im bisherigen Leben: Für den einen war es noch zu früh und für den anderen ein „Jetzt oder nie!". Dennoch hat der geliebte Mensch etwas Wertvolles und Gutes in uns geweckt. Und das sollten wir nicht dem ersten Schwung der Enttäuschung opfern oder einer gekränkten Eitelkeit, die uns ebenso berechtigter Kritik aussetzt, wie wir bereit sind, sie zu üben.

Wir sollten mit Achtung und Selbstachtung bewahren, was uns im Zustand der Liebe geschenkt worden ist, und Liebe nicht als Abhängigkeit verstehen, sondern als aktives Leben im Empfinden des Wertes, den der geliebte Mensch repräsentiert, aber auch im Empfinden unseres eigenen Wertes. Wenn dies gelingt, können wir auf einer höheren Stufe unserer eigenen Möglichkeiten einen neuen Versuch machen, uns in wirkliche Abenteuer und in die Chance einer neuen Liebe stürzen – im Vertrauen auf uns selbst und das, was wir neu an uns kennen lernen.

Haben wir uns in eine Liebe hineingestürzt, weil wir an sie geglaubt haben, dann ist das offenbar schön und außergewöhnlich gewesen und war daher den Einsatz wert. Denn es ist weder Dummheit noch Schwäche, sein Bestes einem anderen zu schenken, auch wenn er/sie im Rückblick meinen sollte, es war zu früh, zu viel etc. Nie werden wir im Überschwang wirklicher Gefühle die Forderung einer gemessenen und berechneten Dosis anerkennen, sondern glücklich sein im Geben. Was aber, wenn der stets wahrscheinliche Fall eintritt und man hat sich doch geirrt, es war „wie üblich"? Gelingt es uns jetzt, nachdem die Auffassung von Liebe sich als verschieden herausgestellt hat, den Verlust zu verkraften, die Konsequenzen zu ziehen und sich selber nicht im Stich zu lassen, dann ist etwas mindestens ebenso Außergewöhnliches gelungen: Es ist nicht alles in Schutt und Asche gefallen, keine Sonnenfinsternis für die nächsten Jahre ist angebrochen – wir konnten die Folgen einer leidenschaftlichen Fehlentscheidung ertragen. Damit sind wir mit dem ausgestattet, was man braucht, um es wieder zu versuchen – nicht mit Netz, nicht unter tönenden Angebereien, sondern wieder ohne Kompromisse und im Vertrauen auf das eigene Durchstehvermögen, wenn abermals etwas schief gehen sollte. Denn das kann es jederzeit; aber es kann auch endlich das Glück ohne Rand, ohne doppelten Boden, ohne Zweitwohnsitz und ohne Rückfahrkarte bedeuten. Den Zauberspruch, der den Sternenhimmel der Wüste über ein offensives Leben wölbt, als Preis für die gelebte Entscheidung, nicht aufzugeben, einen authentischen Weg zu gehen und nicht kehrtzumachen.

Wenn Liebe das Wertvollste scheint, was einem bisher geschah

Manchen treiben die Qualen einer unerfüllten oder „verfahrenen" Liebe zum Nervenarzt, unter dem Bild einer Befindlichkeitsstörung, permanenter Kopfschmerzen oder als Schmerz am ganzen Körper. Manchmal bekomme ich dann solche Zeilen zu lesen, für mich sind es wahrhafte Liebesgedichte, aus der Tiefe des Herzens geholt.

„Ich möchte jeden Augenblick absuchen nach Bildern, die Dir Angst machen könnten – um dir dann nah genug zu sein."

„Es ist eine neue Wirklichkeit, in die sich unser Leben ausbreiten wird – nicht irgendein Leben, das du und ich in der Welt von anderen bisher durchwartet haben. Es ist eine neue Wirklichkeit, in der sich Dein und mein Leben ausbreiten werden – um sich immer mehr zu berühren."

„In Deinen Augen spricht sich aus, was die Worte eines Lebens bräuchte und trotzdem unberührt und ein Geheimnis bliebe."

„Du musst durch die Poren des Alltäglichen gekommen sein – jedenfalls so, dass ich nichts davon bemerkte, bis ich mir nicht mehr vorstellen konnte, es hätte je eine Zeit gegeben, wo Du nicht da gewesen bist."

„In Sprache müsste es etwa so lauten: Liebe C., ich liebe jedes Haar auf Deinem Kopf" (Abb. 22).

„Du bist in mein Leben gekommen als Bestätigung dessen, was meine Erfahrung und mein Empfinden mir als Wert ohne Zeit vermittelt haben – ungeteilte Liebe."

„Einmal noch schlafen!
Was dieser Tag für mich oder vielleicht für uns bedeutet hat, werde ich morgen sehen. Möglicherweise werde ich aufstehen und wissen, dass ich sie liebe, und dann werde ich ihr vielleicht einen Vorschlag machen.
Ich würde vorschlagen, mein Gehirn in seiner Kapsel nahe an ihres in seiner heranzurücken, bis ihnen alles gleichzeitig geschieht und sie nicht mehr allein, sondern gemeinsam einsam sein können. Vielleicht gelänge es uns, sehr vorsichtig miteinander zu sein, so wie Kinder, die mit etwas sehr Kleinem spielen, oft die Luft anhalten, damit es nicht kaputt geht. Hoffentlich wird es bald morgen, damit ich weiß, ob ich sie liebe."

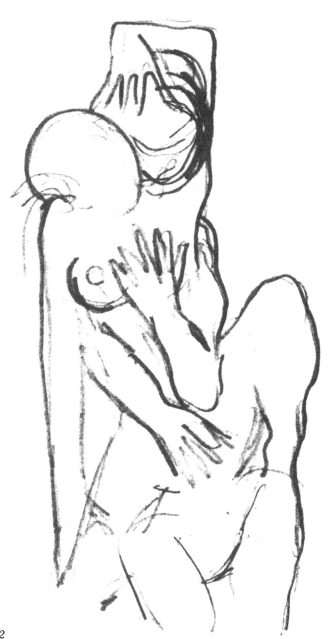

Abb. 22

Wenn Liebe nichts mehr tut außer weh

Unter dem Titel: Einiges über Ch., ein weibliches Doppelwesen aus Kampfpanzer und Kopfjäger

„Ihre Blicke waren wie gewöhnlich wieder auf irgendwas in mir gerichtet und ihr Mund zu einem konzentrierten Lächeln verzogen. Vorher haben ihre Augen meine Augen abgesucht. Mit lauernder Gewissenhaftigkeit – und schließlich eine konstante Position eingenommen wie der Kanonenturm eines Panzers nach Zielerfassung. ‚Jetzt bestimmt sie die Koordinaten und schießt', dachte ich und hielt die Luft an.

Ch. hatte ein kopfjägerhaftes Interesse an fremden Seelen, das sie Anteilnahme nannte. Man konnte dem nur entkommen, wenn man versuchte, ihr von sich selbst ein vorteilhaftes Bild zu machen. Das gefiel ihr auf unermüdliche Art und legte ihren Killerinstinkt für kurze Zeit lahm. So wie ein Kopfjäger den am Leben lässt, der ihn fotografiert, obwohl er sonst alles frisst oder trockenkonserviert. "

Wenn die Phantasie auf und davon geht

„Du kannst es nicht verzeihen, wenn jemand undankbar ist und missbraucht, was du ihm gegeben hast. Wenn er dich stiehlt aus den vier Wänden einer gemeinsamen Müdigkeit voller Glück und heim trägt in seine eigenen vier Wände – zusperrt und aus dir und mit dir macht, was er will, ohne dass er es überhaupt bemerkt hätte. Unbekümmert darum, wohin du damals gegangen bist und wie viele Bilder Du seither von der Wand genommen hast, um andere hinzuhängen, und dass du das vielleicht für ihn getan hast – dass es dafür keinen Augenblick in seiner Empfindung gegeben hat, das wirst du ihm nie verzeihen. "

Sirene im ewigen Eis

„Um Dich herum stehen Ratlosigkeiten,
an Deinen Rätseln Erstarrte.
Die vergeblichen Sprachforscher

auf der Suche nach den Zauberwörtern,
die in Dich hineinführen sollten.
Im Eis Verschollene –
zugrunde gegangen an Deiner Oberfläche,
dem Stoff, aus dem Du durch und durch bestehst. "

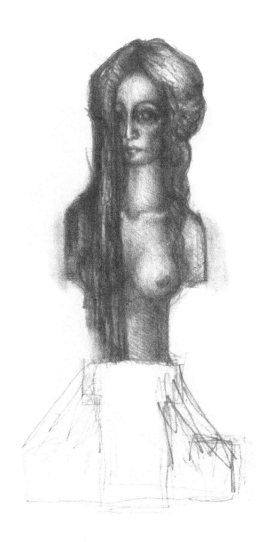

Abb. 23

Zum vierzigsten Geburtstag

„Ich wünsche Dir, dass noch viele Träume am Verstand vorbei sich in Dein Herz stehlen werden – und dass Dein Herz einem von diesen Träumen und sich selber ganz und gar vertrauen kann."

Kapitel XVI

Aphorismen zum Umgang mit Weltbildern, Einstellungen und Alltäglichkeiten

Intervall, Kontrast, Spannung – Geduld
Etwas Begonnenes wieder zu unterbrechen, aus Mangel an Ausdauer, Zeit etc., macht den Versuch und sein unvollständiges Ergebnis nicht wertlos. Immer wieder neu aufgegriffene Ziele in einem größeren Zeitraum sind wie Mosaiksteine im Wechsel mit anderen. Sie haben Form und Farbe des gleichen Bestrebens. Isoliert, nichtssagend und beziehungslos scheinen sie nur aus der Nähe. Mit Abstand betrachtet geben sie Einblick in die Gesetzmäßigkeit ihres Auftretens und die Ausdauer der Bemühung, die sie geschaffen hat. Und sie zeigen Wirkung. Ist aus der Distanz einmal die Tendenz erkennbar, so sind Vervollständigungen, Ergänzungen am richtigen Platz nicht mehr unerreichbar.
Ähnlich ist die individuelle Verbindung mehrerer Weltbilder und ihrer Verhaltensweisen nicht Schauplatz von Diskrepanz und Inkonsequenz, sondern ein Motor für Spannung und blickschärfenden Kontrast, solange ihn die Liebe zu Menschen und Dasein und eine Sehnsucht nach realer Gestaltung bestimmen.

**Der Durst des Salzwassertrinkers *oder*
Die programmierte Krise der rationalen Einstellung**
Die Hinwendung des aktiven Menschen – meist in der zweiten Lebenshälfte – zu intuitiver Betrachtung ist ein Wagnis, vor dem die meisten zurückschrecken. Es braucht den Mut zu einem Richtungsschwenk, denn es folgt einer langen Phase routinemäßiger Gliederung alles Sinnlichen nach eingeübten Prinzipien des Verstandes. Jedes sinnliche Erleben war damit

preisgegeben der Verstandeszensur – einer Gestapo des Willens und der Cliquen – und Gesellschaftsregeln. Dadurch wurde alles, was man noch erlebt, vorhersehbar, egal auf welcher Bühne und vor welchem Ambiente es sich auch ereignet. Es wird unverzüglich nach Prinzipien des Gewussten kategorisiert und der Rest ausgeblendet. In dumpfem Unbehagen, wofür man keine Gründe findet, beginnt jetzt der Versuch, durch Veränderung der Kulisse mit immer mehr und mehr Aufwand an Geld und Material doch noch etwas „Tolles" zu erleben – der Durst des Salzwassertrinkers. Für immer größere Flaschen voll Salzwasser mit immer prunkvolleren Etiketten zahlt man zuletzt alles, was man hat, bis man nichts mehr hat – außer Durst.

Das technische Weltbild des 21. Jahrhunderts, seine schmerzlosen Fesseln und sein lautloses Metronom
Was bleibt Lebensziel, wenn viele Werte als Lockmittel der Gesellschaft und als Versuch lückenloser Kontrolle und Instrumentierung unseres Lebens durchschaut sind und die Menschen als gefährliche Raubtiere?

Wo früher der Wille zum Erreichen, die Sehnsucht nach Lob für schwer Vollbrachtes, dort muss man eine Strategie des Vermeidens, der Intimitätserhaltung und damit des Versteckens entwickeln und in der Sicherheit dieses Vorgehens die Genüsse erleben, die das Leben gibt. Frei werden von der Tyrannei der Konsequenzen, sich anhalten an der Fürsorge derer, die von uns nichts fordern, alle Leidenschaften ausleben, solange sie den anderen nicht verletzen – weil man klug versteckt und glaubhaft lügt – und ohne irgendwem irgendwelche Rechte über uns einzuräumen.

Was Sie soeben gelesen haben, ist ein typisches Verstandesresultat – während die emotionale Sphäre ganz deutlich spürt, dass hier etwas nicht stimmt.

Was Tugend nicht ist und was den Unzeitgemäßen blüht
Die Tugend ist kein absoluter Wert. Sie ist veränderlich und daher verschieden von den Werten, die zu allen Zeiten, bei

allen Völkern und in jedem Klima unverrückbar bleiben. Es gibt Tugenden der Moral, der Mode, des Temperaments oder solche, die vom klimatischen Lebensraum abhängig sind. Tugenden im Krieg sind anders als Tugenden im Frieden, und was bei den alten Griechen ehrenhaft oder allgemein war, wäre jetzt ein Verbrechen.

Die vergleichende Verhaltensforschung zeigt, dass es keine zwei Völker auf der Erde gibt, die unter Tugend das Gleiche verstehen. Kollektive, die ihre Codices erfüllen, sind Bedarfszusammenschließungen aus Menschen, die in das Erfordernisprofil ihrer Zeit passen sollen. Aber es gibt immer auch von früher „übriggebliebene" Typen der Vergangenheit – inhaltlich, nicht als Trachtenanachronismus. Und je strenger die Passform definiert wird, die man ihnen auferlegt, umso wahrscheinlicher wird es, dass sie nicht mehr aus ihrer eigenen Kraft und Individualität schöpfen können, die Beziehung zu sich selber verlieren.

Tugend oder Lust, das ist hier die Frage

Unsere Tugend ist den anderen nützlich, und von diesem Standpunkt betrachtet ist sie auch gut (für die anderen). Tue ich anderen aber Gutes, um ebenfalls Gutes zu erhalten oder zumindest Ruhe zu haben, so werde ich enttäuscht sein.

Lust und gestilltes vitales Bedürfnis sind im Gegensatz zur Tugend zeitlos, elementar, überall gleich und dadurch von Epoche und Region in großem Maß unabhängig. Die öffentliche Meinung wacht über die Erfüllung der Tugendpflicht. Sie ist eine auf Übereinkunft beruhende Macht, die alles beherrscht, nur nicht die Lust.

Betreten der Leiter auf eigene Gefahr

Aufstieg unter Beibehaltung oder Vermehrung von Kompetenz bedeutet Macht in hohem Maß. Damit dies nicht geschieht, hat der öffentliche Dienst – wahrscheinlich in banger Erinnerung an Caesar und Wallenstein – ein besonderes Verfahren entwickelt:

Mit jedem Aufstieg kommt es zu einer Verschiebung des Anforderungsprofils. Weg von den Begabungen, Eignungen und Kenntnissen, die für die Aufstiegsqualifikation ursprünglich entscheidend waren, und hin zu andersartigen Aufgaben, die andere bis entgegengesetzte Charaktere erfordern. So wird man schrittweise in die Inkompetenz und damit Machtlosigkeit gesteuert. Der Aufstieg war somit ein reiner Formalakt hin zu größerer Lenk- und Kontrollierbarkeit.

Das Falschgeld in jedermanns Tasche

Lob, ist das wirklich immer nur Balsam der Eitelkeit? Nein, nicht immer – wollen wir hören und glauben es dann. Oft ist es nur ein kurzfristiger Bannspruch gegen die Qualen der Selbstzweifel und der Ziellosigkeit, weil die Rückmeldungen fehlen. Ein freundliches Signal, das uns bestätigt, noch auf dem richtigen Weg zu sein, wenn wir uns in Lärm und Angst nicht mehr orientieren können, ein Leuchtturm, wenn wir *uns* getraut haben und nicht mehr den Versprechungen und Belohnungen – um somit wieder von Falschgeld verführt zu werden.

Lob ist immer eine Versuchung der eigenen Willenskraft, der Auftakt zu einer Sucht, eine chronische Krankheit – schlimmstenfalls zum Tod echter Inhalte. Man nimmt Lob zuletzt von jedem an und erhebt ihn damit zum Richter über eigenen Wert und Rang.

Geben wir es zu: Wir wollen gelobt werden und bewundert auch – dafür tun wir alles. Und alle sind glücklich dabei. Die, denen wir helfen, die von unseren guten oder schlechten Launen abhängen, und wir selber natürlich. Dass Lob ebenso oft unqualifiziert geäußert wird wie Tadel oder verletzende Kritik? Wir müssten lernen, wenn es schon nicht anders geht, uns über Lob zu freuen wie Kinder über eine Tüte Eis. Ein kurzer Genuss – aber was wäre ein Kinderleben ohne ihn? Auf Konsistenteres warten hieße das Eis in der Tüte schmelzen zu lassen und ohne das kalte Süße aus Pistazie, Haselnuss oder Zitrone, aber mit klebrigen Fingern dazustehen.

Warum sind wir mit Regelmäßigkeit zutiefst enttäuscht und verbittert? Weil wir noch immer Lob suchen, Ruhm wollen und damit anderen das Recht bestätigen, über uns zu richten und zu herrschen. Während wir Freude und Stolz empfinden über das Lob eines Inkompetenten, setzen wir uns der Möglichkeit seiner – ebenso inkompetenten – Kritik aus und sind dadurch ebenso ungerechtfertigt gekränkt wie zuvor gehoben.

Route 2, die Karawanenstraße der tausend Hinterhalte
Für einen objektiven Beobachter ist die „Belastung" der meisten Mitmenschen unnachvollziehbar. Es sind lebende und manchmal nur noch vegetierende Beispiele für die Kluft zwischen wirklicher Krafterfordernis und der Vorstellung und Einbildung von Gefahren, Problemen, für die katastrophale Wirkung permanenter Befürchtungen. Es sind Anschauungsbeispiele für vegetative und mentale Erschöpfungsreaktionen auf einen komplizierten Verarbeitungsmechanismus des menschlichen Gehirns – die Reaktionen auf das „Als-ob"-Szenario, den verhängnisvollen Doppelgänger der Wirklichkeit. Und sie zeigen uns die katastrophale Wirkung einer Lebensführung des Aufschubs, der Investition in eine „ideale Zukunft", erkauft mit den tausend Ängsten aus „Wenn und Aber", aus „Hoffentlich, und wenn nur nicht!".

Theater und Wirklichkeit
Das ist es, was jeden Film und jedes Theaterstück von realen Menschenschicksalen unterscheidet: Im Theater werden menschliche Eigenschaften polarisiert und auf antagonistische Personen in deren Rollen verteilt. Im wirklichen Menschen wirkt das Gemisch aus gutem Wollen, realer Bedrohung, objektiven Fähigkeiten und vielen, vielen Vorstellungen, Befürchtungen und Hoffnungen, wirken Lob und Strafe. Und sie wirken nicht als bühnentaugliches handlungsreiches Augenblicksgeschehen, sondern als sterile Vorstellung, konstante zehn Zentimeter vor der Nase, egal wie schnell man läuft.

Der Verstand und die Ideen

Der Verstand ist nach einigen Anstrengungen der Erziehungs-
und Ausbildungsinstanzen zu einem mechanischen Apparat
geworden, der alles, was ihm unterkommt, nach dem immer
gleichen Prinzip verarbeitet. Es kommt also darauf an, was man
ihm vorgibt, füttert gleichsam – durch Erziehung, Grundstimmung und berufliche Pflicht uniformiert sich dieser Input und
so auch der Output. Es fehlt die Idee, die „erfindet".

Bei den meisten Menschen ist der Zeitpunkt origineller
Ideen die Pubertät und die Phase der Verliebtheiten, wo die
Phantasie alle Realität weit überholt und der Verstand fliegen
kann. Viele Menschen sind in dieser Phase bezaubernd, manche wirken genial und fünf Jahre später haben sie zehn Kilo
mehr und ihr Verstand arbeitet wie ein Taschenrechner mit
beschränkten Funktionen. Man aktiviert ihn morgens und schal-
tet ihn abends mit drei Bier und zwei Schnaps wieder ab, um
durch sein Betriebsgeräusch nicht auch noch im Schlaf gestört
zu werden.

Kleider

Sorgfalt in Kleidung und Toilette ist Pflicht, um äußerer Be-
achtung zu entgehen. Sie ist eine Mitgliedskarte, die weitere
Nachforschungen und Indiskretionen verhindern hilft. Sie soll
jetzt also das Gegenteil von dem bewirken, wozu es ursprünglich gedacht war und wonach es im ersten Moment aussieht.

Ein therapeutischer Spaziergang durch den Schlosspark von Schönbrunn

Gemäß der Absicht barocker Gartenarchitekten bewegt man
sich an jeder Wegkreuzung des Parks auf ein neues Ziel zu.
Während man sich nähert, ändert es sich, indem es neue Merkmale erkennen lässt. Aus der Entfernung malerische Luft-
perspektive, aus zunehmender Nähe Oberflächendetails und
Plastizität durch den räumlichen Effekt von Licht und Schatten. Zuletzt verliert das Ziel seine Anziehungskraft, wenn in der
Ferne ein neues Ziel auftaucht und die Aufmerksamkeit erregt.

Die Empfindung des Erreichens bleibt so immer wach. Wir werden bei Lust und Laune gehalten durch die kurzen Intervalle, in denen alles sich erschließt und öffnet.

Bei einem Lauf durch die Parkalleen ist das Hinarbeiten auf ein nahes Ziel die beste Möglichkeit, die müden Beine zu vergessen. Läuft man hingegen auf ein weit abgerücktes, ein durch die Entfernung gleichsam abstraktes Ziel zu, so wird es nicht spürbar näherkommen, nicht konkreter werden. Es verliert durch den Eindruck gleichbleibender Distanz die Anziehungskraft, und die Beine werden wieder schwer.

Ebenso ist es bei einem Verstand, der abstrakte Ziele oder Ideen verfolgt. Sie werden nie konkret, weil sie in sinnlicher Form nie greifbar, fühlbar werden. Ein solcher Verstand erzeugt Monotonie, Enge, Langeweile, das Gefühl von Stillstand oder Angst.

In der Abstraktion konkreter Anschauung liegt das Risiko, dass die dafür verwendeten Begriffe eine Art Eigenleben entwickeln. Dass sie sich zu Begriffsketten zusammenschließen, die nach und nach untauglich werden, konkrete Inhalte anzuzeigen und zu verarbeiten. Daher soll man Abstraktionen immer daraufhin überprüfen, ob sie zwanglos durch Beispiele abgestützt werden können. Wo nicht, ist die Rationalisierung nicht gelungen. Es haben sich die Begriffsbeziehungen verselbständigt, sind Selbstzweck und somit nutzlos geworden.

Alles, was aus dem konkreten anschaulich-sinnlichen Einzelerlebnis abstrahiert und objektiviert wird, können wir als Bestandteil unseres Weltbildes archivieren und inventarisieren wie die Sandsteinfiguren in der Schönbrunner Allee als symbolische, allegorische Bedeutungen. Die rückbezügliche Wirkung solcher Göttinnen und Helden sollte aber unserem Handeln Ziel und Beispiel geben, nicht zum Ornament erstarren.

Nur als „Gefühl" und nicht in Wirklichkeit?
Ohne Risiko geht gar nichts!
Um überhaupt ein Selbstbewusstsein zu entwickeln, muss ein Mensch sich gewagt haben. Leben heißt kämpfen. Kampf um

Macht, Kampf um Substanz in der Liebe, Intensivierung des Verstehens.

Tolerant ist, wer in gleichgültiger Lieblosigkeit existiert, allen Lebenseinstellungen gegenüber, wenn sie ihn selbst nur in Ruhe lassen und keine Verantwortlichkeit fordern.

Über Platzhirsche

Den Titel Platzhirsch verdient man sich im Wald unter Lebensgefahr, dafür aber ist man es dann. Instinktbestimmte Emotionen setzen alle Kraft und allen Mut frei und das Ergebnis ist eindeutig. Es gibt einen Sieger und es gibt Verlierer und keine Kompromisse.

Im Privatleben der Menschen sehen wir zum Vergleich Emotionen im Dienste von Berechnung und Vernunft. Hier gibt es zwei Vorzugsvarianten von Platzhirsch:

1. Der Kampf um die Dame wird mit prozentuellem Vorsprung gewonnen. Aber das Ergebnis ist ständigen Kursschwankungen ausgesetzt wie an der Börse. Etappensiege sind öfters aus Sitzfleisch denn aus Rammgewalt gemacht und das Blut kann jahrelang fließen, wodurch der Unterhaltungswert für die Umkämpfte allgemein höher liegt. Sie hat nur ein mannhaft-sportlich vereinbartes „Unentschieden" zwischen den Rivalen zu verhindern – sonst ist das Schauspiel vor der Zeit beendet.

2. Man ist Platzhirsch mit einem Geweih der besonderen Art. Man teilt, ohne es zu wissen, und bildet die unverzichtbare Plattform, von der aus stets neue Beihirsche ausgesucht werden. Im Wald sehen selbst die Verlierer besser aus als Sieger dieser Art.

Alltagsklage der Selbsterkenntnis

„Es fehlt mir an Originalität. Ich versuche, das Reproduktive durch Vielfalt der Assoziationen zu interessanten Ergebnissen zu führen oder zumindest auf gleichmäßigem Niveau in großer Breite hohe Qualitätsstandards zu erreichen." Die Gefahr dieser Existenzform: Man trägt viele schwere Taschen, und während man eine vom Boden aufhebt, fällt die nächste hinunter.

Schuld und Sühne

Der Akt des Eingeständnisses und der Selbstdarlegung gibt dem Ängstlichen oder dem, der zu neuen Zielen aufbrechen will, kurzen Trost oder die Motivation von Cortez, der seine Schiffe abbrennen ließ, um der Versuchung des Rückzugs zu wehren. Wer gebeichtet hat, vergisst bekanntlich seine (oft nur vermeintliche) Schuld. Der Beichtvater merkt sie sich ewig. In der Gegenwart führt der analoge Ablauf unverzüglich zu einer Standardjustierung durch vorgesetzte Dienststellen oder Beziehungspartner, die eine nächste Leistungsstufe anpeilen und durch Angst- und Verunsicherungsstrategien die Erfüllung erzwingen. So erfasst die Instrumentierung all die Bangen und Ängstlichen. In einer Beziehung ist jede Offenheit ein Dolch, den man dem geliebten Menschen in die Hand und seiner Spitze die Richtung nach unserem Herzen gibt – im Vertrauen, er/sie werde über dieser geheimen Körperblöße wachen, während man schläft – und vielfach nicht mehr erwacht, weil es doch anders war als geglaubt.

Theorie ist grau

Wie sehr wir nach einem gesunden Verhältnis zwischen Anschauung und Rationalisierung verlangen, zeigt der Sprachgebrauch:

„Lebendig" nennen wir jede Darstellung, die Beispiele bringt, und „trocken", „leblos" alles, was in dialektisch verselbständigten Theorien verkrochen bleibt.

Die Macht des Heute und die richtige Kleidung
für die Gegend

Ob wir in Lebenskämpfen siegen oder verlieren, hängt von vielen Faktoren ab, auf die wir keinen Einfluss haben. Im eigenen Ermessen liegt nur, ob man gut gekämpft hat oder nicht.

Wenn wir nicht weiterkommen, liegt es nicht an den unlösbaren Rätseln des Lebens, sondern daran, dass wir uns mit allen möglichen Ausreden darum drücken, die ewig gleichen und von allen Denkern sehr gleichförmig angegebenen Regeln

einzuhalten, und weil wir alles auf morgen verschieben. Die
Macht des Unverzüglichen und des Täglichen sind die Haupt-
kräfte der Lebensgestaltung.

Außeneinflüsse, die Menschen, mit denen wir leben, und
ihre unkorrigierbaren Eigenschaften haben Ähnlichkeit mit der
Witterung einer Region. Sie ist gleichermaßen unbeeinflussbar.
Richtig mit beiden Phänomenen umzugehen bedeutet den Satz
anzunehmen, dass es kein schlechtes Wetter gibt, sondern nur
ungeeignete Kleidung. Jedenfalls aber sollte man sich der
Witterung aussetzen, sonst lernt man die Gegend nie kennen.

„Der Weg ist das Ziel" stimmt insoweit, als in der Alltags-
konkurrenz nie die Objektivität von Wettkampfbedingungen
herrscht. Man hat also die eigene und die fremde Leistung
immer gemeinsam mit der Bedingung, unter der sie erbracht
wurde, zu beurteilen, ohne sich zu beklagen. Habe ich unter
schwierigen Bedingungen gut gekämpft, aber ein anderer, für
den erleichterte Bedingungen bestanden, hat gewonnen –
worum beneide ich ihn? Um wandelbare äußere Umstände
oder um seinen Mangel an Fairness?

Man trägt jetzt keine Toga mehr
Wenn man die Lebensregeln seit der Antike betrachtet, dann
fällt auf, dass viele „Lebenslehrer" die Gedanken anderer
weiterzitieren, wodurch vieles abstrakt und im konkreten Fall
schwer anwendbar erscheint. Denn ein antiker Grieche mag
wohl noch die Zielvorstellung des Renaissancemenschen sein –
wenn auch bereits unerreichbar. Im 17. und 18. Jahrhundert
ist er aber bereits ein völlig Fremder. Die Zeit formt den haupt-
sächlichen Menschentyp und der braucht eine zeitgerechte
Lebensregel. Versuche ich sie aufzustellen, so muss ich mir
über die epochale Gebundenheit menschlicher Entwicklungs-
möglichkeiten und menschlicher Normalität im Klaren sein.

Sehen, ob es hält, was es verspricht
Zwanglose und regelmäßige Anwendbarkeit auf das konkrete Problem ist die Nagelprobe für jedes theoretische Konzept.

Wenn man aufhört, seine allgemeinen Denkresultate dieser Kontrolle zu unterziehen, verflüchtigt sich alles in den effektlosen Nebel dialektischer Begriffsverselbständigung.

Misstrauen gegenüber der Erinnerung dringend empfohlen
Man leidet weniger an versagten Wünschen, wenn man mit der Verherrlichung der Vergangenheit aufhört. Der Mensch kann sich den Zustand Glück nicht wirklich vorstellen. Was er erlebt, sind kurze Glücksmomente, und die eigene Vergangenheit wird bei entsprechender Veranlagung oder fehlender Selbstdisziplin zu einer nicht reflektierten Montage einer endlos scheinenden Reihe von Glücksmomenten. Keine Gegenwart kann mit dieser Fiktion den Vergleich aushalten, bis sie selber Vergangenheit geworden ist.

Hoffnung aus der Luft auf den Boden der Wirklichkeit zurückholen
„Ich habe nur diese ausschließliche Hoffnung. Ich werde an ihrer Wirklichkeit nicht mehr zweifeln dürfen, nicht einmal ganz kurz, sondern ich werde sie in beide Hände nehmen und mit aller Kraft drücken, bis sie aufschreit. Mit diesem Aufschrei werde ich, wenn ich ihn höre, endgültig aufhören, an ihrer Wirklichkeit zu zweifeln."

Genuss und Glück sind zwei Dinge
Glück setzt Beschränkung voraus. Die größte Qual der Satten liegt in der Frage: Genieße ich mein Leben in bestmöglicher Form oder gibt es ein Glück, das mir noch nicht gehört? In dieser Phrase vermengt sich unstatthaft Genuss mit Glück – eine Betrachtungsunschärfe, die bei der genießenden und ästhetischen Einstellung sowie beim Kulturepikureer vorkommt.

Geteiltes Leid ist halbes Leid
Zeiten, wo dem ganzen Kollektiv äußere Widerstände begegnen, sind die glücklichsten, denn man kann gemeinsam einen Feind bekämpfen. Das heißt, das Kollektiv trägt auch die

Angst des Einzelnen mit, viele „Wenn-dann"-Eventualitäten
werden durch Gemeinschaftsbeschluss als irreal ausgeschlossen und die Nähe realer Gefahr stellt eine unverzügliche und
angemessene Umgangsform in der konkreten Konfrontation
her. Je weniger Hindernisse der einzelnen Individualität ent-
gegengesetzt werden, umso häufiger gerät sie in Unsicherheit
über ihre weitere Selbstbestimmung und damit in Angst. Der
äußerlich gesicherte Zustand fördert den Aufschub direkter und
spontaner Triebbefriedigung und steigert die Zukunftserwar-
tungen ins Maßlose. Die Reihe der „Wenn-dann"-Kalkulatio-
nen läuft an und wird endlos, verfestigt sich zur eisernen
Schiene, auf der man seinem Ende entgegenrollt.

Die gegenwärtigen „äußeren Widerstände" bestehen überwiegend in Bewertung und Vergleich, wodurch die Konkurrenz
behindern und verunsichern will. Denn wenn der Mechanismus „ich denke, er denkt jetzt ..." in Gang kommt, dann entsteht Angst. Selten ist das Ausmaß dieser Widerstände objektiv
unüberwindlich, sondern wir leiden an der Minderschätzung
unserer Person durch andere oder die Vorstellung davon. Die
Radikalform der Ausschaltung dieses Konflikts ist der Asket, der
gänzlich auf den Wettbewerb verzichtet und dadurch unabhängig wird von fremder Meinung und fremdem Urteil. Er hat
aber auch aufgehört, zu planen und sich damit Ungewissheiten
auszusetzen. Sein Ziel liegt weder im Zukünftigen noch in der
Wiederholung der verklärten Vergangenheit, sondern in der
permanenten Gegenwart.

Stadt – Land, oder „Von der Ruhe auf dem Lande"

Wenn in einem Dorf einer beständig Lärm schlägt, ist mit geeignet erscheinenden Maßnahmen zu rechnen. Anders in der
Stadt. Hier steht an fast jeder Ecke einer mit Ohrenschutz und
Kompressor und lärmt unentwegt. Ihn zu belangen ist unmöglich, weil:

- ■ ihn die Stadtverwaltung geschickt hat,

- er selber – Gehörschutz hin und her – unter seinem Lärm leidet,
- dieser Lärm dem allgemeinen Wohl dient.

Der dritte Grund ist der ausschlaggebendste: Selbst wenn der Zustand „Allgemeines Wohl" nie zustande kommen kann, weil immer irgendwo einer dafür lärmt, muss eingesehen werden, das solche Angelegenheiten eben zivile Opfer fordern. Ein konkret Schuldiger ist in der Sache schwer zu delegieren und leider ist man mitten im Lärm auch selten in der Verfassung zu lachen, womit der Humor als Maßnahme wegfällt gegen die letztschuldige graue Instanz, die den Plan im Kopf hat.

Definition von Realität und die Quellen des Unglücklichseins
Das einzig Reale ist der Augenblick und die Zukunft ist im besten Fall wieder eine Folge von Augenblicken. Lernt man es nicht, das Leben als eine Sequenz aus Augenblicken zu verstehen, so bewegt man sich rastlos auf ein abstrahiertes Ziel zu, das durch seine Beschaffenheit als Vorstellung in jedem Fall unerreichbar bleibt (= der explizite Holzweg).

Hundertstelsekunden und Zehntelmillimeter
Eine Hauptquelle des Unglücks in der rationalen Welt ist die Gewohnheit zu vergleichen. Der Vergleich ist eine ökonomische Verwaltung von Erfahrungen in Form von Sprache. Sie bedeutet als solche schon Verlust des Konkreten, Reduktion durch Vereinfachung. Wir vergleichen Leistungen, Einkommen, Intelligenzquotienten und lassen damit eine völlige Inventarisierung unserer Person zu. Indem wir Denkstrategien ins Allgemeine transponieren, begehen wir den Fehler, unser Erleben, unsere ganz persönlich-individuelle Lebensempfindung durch sprachlichen Vergleich inhaltlich zu misshandeln.

Wir belegen diesen Vorgang beispielsweise mit dem technischen Ausdruck „Überprüfung der Lebensqualität" und haben längst nicht mehr die Empfindung, dass unser Leben etwas Einmaliges, Unwiederholbares ist, sondern bemühen uns im

Gegenteil darum, dem Qualitätsvergleich immer weitere Bereiche aufzuschließen. Antrieb dafür ist die Hoffnung, im Vergleich „besser als andere auszusteigen oder abzuschneiden" (hier wie so oft kompromittiert sich die Sprache selbst). Dabei rationalisieren und abstrahieren wir unsere Konkurrenten zu einer integrierten Verkörperung alles Erstrebenswerten, wodurch das Vergleichsziel in unerreichbare Weite und Höhe abrückt. Hauptantrieb dieser zuletzt paradoxen Strategie ist Angst und Unsicherheit, das Unvermögen zu vertrauen.

Selber schauen schafft Klarheit
Die meisten Menschen sehen einen Sachverhalt erst dann als vorhanden, wenn ihnen von anderen versichert wird, dass er gegeben ist. Unbestärkt durch das Außenurteil hätten sie ihrer eigenen Wahrnehmung nicht geglaubt. Wir schauen nicht hin und greifen nicht zu. Wir erzeugen sprachliche Stimmigkeiten und Ordnungen, in denen der konkrete Sachverhalt, das wirkliche Phänomen zuletzt nur noch stören. Wir sehen im Internet nach und lesen einen Kommentar darüber. Die linguistische Aktion hat gegenüber der wirklichen Handlung den Vorteil, überall möglich zu sein – man muss sich nicht schmutzig machen und holt sich keine kalten Füße oder zerrissenen Hände. Aber man beschließt jeden linguistischen Lehrgang mit Musils Verdacht im „Mann ohne Eigenschaften": *„Genau genommen könne es auch ganz anders sein."*

Achten auf das, was jemand tut, nicht auf das, was er sagt
Wer war noch nie bezaubert vom Charme mancher Sprachbegabung, besonders wenn sie in glücklicher Kombination mit physischer Schönheit und angenehmen Umgangsformen auf uns wirkt? Man könnte stundenlang zuhören, denn schon der Klang der Stimme ist so bestechend, dass alles die lautere Wahrheit sein muss. Wieder einmal stellt sich die Sprache bloß, denn das Wort „bestechend" an diesem Platz lässt tief blicken!

Was aber über die Substanz eines Lebens, seine wirklichen
Inhalte, Klarheit schafft, sind Handlungen, reale Aktionen und
die meist schmucklosen Worte, die dafür stehen.
Auf einer Tour durch die Sahara fiel mir auf, das Reden
wurde von Tag zu Tag weniger, und das Schweigen hatte nichts
Peinliches, sondern erzeugte eine Verbundenheit in dem Gefühl, dass alles, was man jetzt sagen könnte, der Großartig-
keit des Erlebens nicht gerecht werden würde. Später habe ich
gesehen, das stimmt nicht nur in der Sahara, sondern vieles
Alltägliche hat in seiner Konkretheit, in seinem notwendigen
und daher stimmigen Geschehen eine Schönheit, die in der
Sprache keinen Ausdruck, sondern eine oberflächenverein-
heitlichende Entzauberung erhält.
In jedem betörenden Redefluss kommen kleine, markante
Stehsätze, die Einblick in die Grundorientierung des Gegenüber geben. Man ist geneigt, sie zu überhören, wenn sie zum
Rest in Diskrepanz stehen und wenn der Rest so bezaubernd
klingt und aussieht. Aber man sollte sie sich merken und darüber nachdenken, bevor man anfängt zu vertrauen.

Hausgemachte Verzweiflungen
Wir verzweifeln an der Frage: „Können wir mit dem, was wir
sind und haben, bereits zufrieden sein?" Diese Frage strebt nach
Objektivierung, womit alles subjektiv Schöne, Wertvolle einem
kalten Vergleich unterzogen wird. Beispiel ist ein Kind, das
von seinen Eltern eine neue Uhr geschenkt bekommt. Es freut
sich darüber und geht stolz zur Schule. Dort wird die Uhr ab-
schätzig beurteilt, man müsse jetzt ein ganz anderes Modell
haben – und schon ist die ganze Freude weg. Es entsteht sogar Abneigung gegen den Schenkenden und das Geschenk.

Über den Wert von Katastrophenübungen
Man sieht Menschen mit einer schlagartigen und umstürzen-
den Veränderung ihres Gesundheitszustandes hilflos kon-
frontiert, die in ihrem bisherigen Leben keinerlei „praktische
Philosophie" entwickelt haben, und man weiß andererseits, wie

hilfreich eine bereits lange getragene Krankheit oder Behinderung ist, um ein neues gesundheitliches oder sonst existenzielles Problem anzunehmen und zu verkraften.

Einmal gesehen ist mehr als tausendmal gehört (chinesischer Spruch)

Alle kleinen Fortschritte des Denkens und Urteilens sind wie weggeblasen, wenn man vor der konkreten Situation steht, die eine angemessene Denk- und Handelnsweise erfordert. Oft ist nicht Feigheit oder Inkonsequenz der Grund, sondern die Verwirrung, die von der konkreten Sache, von ihrem Realismus gleichsam, ausgeht. Wir haben eben alles nur „im Kopf" und mit gedachten Worten und Begriffen verstanden und „durchgespielt". Was das alles nicht bedeutet, sehen wir jetzt. Wir können plötzlich nicht mehr den richtigen Abstand finden, werden emotional instabil, greifen unselektiv nach jeder vermeintlichen Hilfe von außen. Wir kaufen uns Freisprüche, indem wir Rat einholen, den wir uns durch tendenziöse Darstellung eines Sachverhaltes selber schenken.

Aufruf 1

Verteidigen wir unsere Zeit – so vertreiben wir die, die unser Leben stehlen. Es wird uns unmerklich entzogen, wenn wir unsere Zeit nicht bewusst verwalten.

Aufruf 2

Lösen wir uns von der Illusion, ein Ortswechsel brächte Vorteile – man verliert nur wieder Zeit, indem man die neue Verkleidung des ewig Gleichen in einer neuen sozialen Umgebung durchschauen muss, nur um wieder zu bemerken, dass man zu viel von den äußeren Einwirkungen auf sein Leben erwartet, im Guten wie im Schlechten. Loten wir die eigene Kraft aus, dann wird man im Vertrauen auf sie das richtige Maß finden und zunehmend unabhängig sein von äußerer Wertung.

Gegenwartformen von verstecktem Existieren
Wenn man die eigene Individualität eindämmen muss, zumeist um seiner beruflichen Tätigkeit nachzukommen, erfolgt eine Entkoppelung, Mechanisierung, eine Art „Vertagung des Eigenpersönlichen". Wir sind vollkommen aufgegangen in einer gemeinschaftsnützlichen Form, als Pflichtmensch mit rationaler Einstellung zum Beispiel. Wir schnüren unsere Krawatte um den Hals und stecken in unserem Tweedsakko wie in einem Harnisch – als Individuum unkenntlich gemacht, ein braver und berechenbarer Soldat des Lebens (so scheint es). Was wir uns sonst noch wünschen, lässt sich in diese Passform nicht lebendig integrieren, und so brauchen wir eine kleine, künstliche Zweitexistenz, als Ästhet zum Beispiel oder als Genussmensch. So ist unser Hauptleben leblos und unser Zweitleben wird es regelmäßig nach kurzer Phase der Hoffnung, eben weil es alles Lebendige nicht zulässt, damit die Passform des ganzen Konstrukts nicht verloren geht. Und der Konstrukt ist bestimmt von rationaler Werthierarchie mit beruflichem Erfolg und materieller Sicherheit ganz oben. Aber die damit verbundene Weite des Wirkungskreises bringt Angst und Sorgen mit sich und unterstellt uns vermehrt dem Diktat des Willens, der Vorsorge etc. Wir gestatten uns keine freie, rein von der Lust und der Sphäre des Sinnlichen geleitete Tätigkeit mehr.

Von der Schönheit des Gesellschaftslebens
Die Clique reglementiert unser Leben methodisch und lückenlos. Ziele werden als erstrebenswert stigmatisiert, ihr Erreichen streng kontrolliert und der entstehende Wohlstand kanalisiert, indem Unnützes zu teurem Geld gekauft werden muss, um dazuzugehören – eine Methode, dank derer Ludwig XIV. in kurzer Zeit die gesamte politische Potenz und den Reichtum der Aristokratie in Händen hielt. Es entstehen so Lebensformen der Imitation mit mobiler Subgruppenbildung. Ihre Freude und Beruhigung ist es, sich im Besitz unauffälliger Codes zu wissen, die das Gefühl der Zugehörigkeit zur Elite geben. So

vergeht in deren rudelseliger Einhaltung die erste Lebenshälfte ohne Probleme. Man geht rechtzeitig in die richtigen Lokale, baut rastlos aus und um, hat den Zweitwohnsitz am richtigen Platz und auch schon einen Käufer, wenn es uncool wird, dort noch „herumzusitzen". Man ist also „am Laufenden". Dann die Krise: Kinder erwachsen, materielle Sicherheit vollständig, dritter Aus- und Umbau, zweiter Zweit- und erster Drittwohnsitz, das größtmögliche Auto – Frage: Versäume ich nicht irgend etwas, genieße ich maximal, gibt es in diesem sündteuren Exklusivclub für superlativen Lebensgenuss unter strenger Mitgliederselektion nicht doch noch Hinterzimmer, wo es wirklich aufregend und lustig ist?

Strategie 1: Kultur, Kunst, Sport als Kompensation. Diese Bewältigungsform ist stark kollektiviert.

Strategie 2: Ein Minensystem verborgener Zweitexistenz mit eigenem Betätigungsfeld, das den Ehepartner möglichst ausschließt, wie etwa zeitgebundene Sportarten, Zweitmann/Zweitfrau mit beschränkter Haftung.

Strategie 3: Ein „Teilzeitberuf", wodurch die gesellschaftliche Zensur undicht wird und mehr Spielraum schafft.

Ergebnis: Es muss das Maximale gewesen sein, denn mehr schafft keiner!

Das Glück der Selbstvergessenheit
Es ist die Beschäftigung mit dem Gegenstand, die beglückt, solange der übermäßige Einfluss des Willens dabei nicht stört. Nach Ausbildung und Berufsroutine muss man die gedankenversunkene Beschäftigung erst wieder erlernen. Der Wille zwängt alles in eine Zielvorstellung, die sich aus der Materie selber nicht notwendig ergibt. Lassen Sie Ihren Willen draußen, wenn Sie das unmittelbare Glück einer Beschäftigung erleben möchten, wie ein Muslim die Schuhe vor der Moschee.

Düstere Erinnerungen beginnen klein und verdunkeln zuletzt den Himmel

Es ist nicht gut, sich dauernd mit einem Menschen zu beschäftigen, der uns gekränkt, beleidigt und behindert hat. Der Einfluss, den seine Maßnahmen gehabt haben, ist in aller Regel ganz gering und kann uns in Wahrheit nicht stören. Dennoch quält uns die Ungerechtigkeit des Versuchs, und zuletzt verlieren wir die Gewichtung.

Wir haben uns abgewöhnt zu sehen, was eine Feindaktion wirklich anrichtet, dass ein Feind ja fast erwartungsgemäß niederträchtig handelt. Unser Unglück: Wir sehen ihn aus einer moralischen Position als einen, der gegen die Regeln verstößt, und glauben uns unterstützt von der gerechten Mehrheit. Damit ist das eigentlich Katastrophale für unser Gleichgewicht unsere eigene Reaktion: Die sagt: „Sieh her, wie ich unter deiner Gemeinheit leide", und ist damit ein Appell an die Moral, die keiner hat – nicht der Feind und nicht die „Mehrheit", die wir zum Anwalt anrufen. Richtig wäre gewesen, umfangsadäquat zurückzuschlagen.

Dialog

X: Was glauben Sie, wie kaputt man aussehen muss, damit die anderen merken, dass man am Ende ist?
Y: Die meisten, die ich kenne, sind am Ende, ohne kaputt auszusehen, und werden höchstwahrscheinlich lebenslang am Ende sein, wenn nicht irgendwas passiert, wovon ich nicht weiß, was es sein müsste.

Nochmals Sprache

Brief eines Kenners der Menschenhirne an einen Bildner der Menschenherzen:
Lieber Freund,
bitte erfinden Sie ein paar Begriffe, mittels derer die Öffentlichkeit das bewusst Vorgefallene durchdiskutieren kann, ohne dass irgendwelche bedenklichen Abweichungen von den

üblichen Produktionen des gesunden Hausverstandes erwartet werden müssen.
Mit dienstbereiter Dankfertigkeit ...

„Sprich, damit ich dich sehen kann" (frei nach Sokrates)
„X: Glauben Sie nicht, Y, dass es an der Zeit wäre, den Eindruck, den Sie ansatzweise gemacht haben, durch eine Bemerkung auszubauen? Es ist mit Ihnen wie mit dem Kammerton A. Man kann von ihm allein sonst nichts behaupten, als dass er 440 Hz Frequenz hat.
Y: Mir genügen 440 Hz."

Unversehens in die Sprache geraten
„Das Hauptarsenal der Intellektuellensprache bilden die Reiz-Sätze. Sätze, angereichert mit Begriffen, die nach allen Seiten beziehungsreich ausgreifen, mitten in die Bedeutungslosigkeit hinein – das reine, konsequenzlose SPRECHREIZERLEBNIS."

„Es gibt so etwas wie ,Unschärfewörter', die den Text satzstreckenweise in eine eigenartige Dämmerung legen. Dort wird ein genaues Erkennen der Bedeutung unmöglich. Man wird durch eine Formulierung plötzlich an alles Mögliche erinnert, die Konzentration verflacht, weil man nicht mehr folgen kann, weil jedes Folgen eine Richtung voraussetzt, und die fehlt mit einem Mal."

„X: Sie halten sich zu sehr in der Sprache auf, mein Lieber. Darum fällt Ihnen auch nicht auf, dass Sie seit längerer Zeit nichts mehr gesagt haben.
Y schweigt beleidigt.
X: Nun seien Sie nicht gleich beleidigt. Machen Sie ruhig eine Bemerkung, aber passen Sie auf, dass Sie nicht wieder nach den ersten zwei, drei Sätzen in die Sprache geraten und sich so ihrer Eigengesetzlichkeit ausliefern. Dann glauben Sie wieder so tun zu müssen, als ob Sie dort gern wären, wo Sie durch eine harmlose Bemerkung hingekommen sind."

Genug der Inszenierungen
Immer nur letztlich tatenlos und als vegetierender Stillstand seine Identifikationsschablonen auf- und abtanzen zu lassen zehrt an der eigenen Wirklichkeit.

Festgefahren in Einstellung und Weltbild
Können Sie sich vorstellen, wie es ist, wenn man an gar nichts mehr glaubt? Bevor Sie einen falschen Eindruck bekommen – ich meine nicht die trotzig gehobenen Nasenlöcher und das attraktiv-einsame, unbegreiflich dauerhaft verkrampfte Siegerkinn und den Haarsaum um die Panzerplattenstirn bei lebhaftem Gegenwind vor neutralem Kontrasthintergrund. Nein – es ist etwas, das möglicherweise sogar sympathisch aussehen könnte, weil es so harmlos ist: Man lässt allem seine Berechtigung und spürt tief und gleichzeitig schwach pastellfarben, dass vieles eine große Schönheit haben kann – ohne sich selbst aber das Ganze mit allen Konsequenzen anziehen zu wollen, ohne sich selbst auch nur dazuzudenken. Sich letztlich nirgends mehr dazudenken – das ist es.

Dieser Zustand trägt die Zeichen einer Krankheit, die beschlossen hat zu bleiben – das heißt, das Dramatische fehlt und dem Ganzen ist ein gewisse Honettheit zurückgegeben, die freundliche Gönnerhaftigkeit des Unabänderlichen, die spezielle Form von Gesundheit, die einen Kanarienvogel in seinem Käfig bezeichnet.

Wenn man so einem Menschen eine Maschinenpistole geben würde, könnte es sein, dass er mit dem Gesichtsausdruck harmloser Zerstreutheit den Abzug drückt und freund- und feindlos bei ungerichteter Zielauswahl den letzten Schuss abwartet. Wissen Sie, wie dieser Zustand noch heißen könnte? „Kapitulation infolge Nachschubabschnitts".

Was ist ein Glück?

Glück ist ein Zustand, wo man jedes Mal, wenn er einem bewusst wird, laut lachen könnte – weil er nach außen hin so großartig unauffällig ist.

Das Glück braucht sein Geheimnis, seine Diskretion der Unausgesprochenheit – eine Art inhaltliche Autokompression – und verhält sich diesbezüglich wie ein Dieselmotor.

Auch eine Art, verfolgt zu werden, und nicht so selten, wie es zunächst scheint

„Wo man hinschaut, Folgen und wieder Folgen. Alles, was man tut oder lässt, hat Folgen. Es ist eine regelrechte Verfolgung durch das zu Erwartende. "

Über das Schicksalbestimmende von Schlangen seit dem Sündenfall

Die stille Tragödie mancher Existenz besteht in der Vorstellung „Meine Zeit ist noch nicht gekommen". Das passiert meist bescheidenen Menschen mit unsicherem Selbstwertgefühl. Es ist ein ewiges Anstellen in Warteschlangen, meist so weit hinten, dass man die Schalterbezeichnung nicht mehr lesen kann. Aber man vertraut darauf, dort richtig zu stehen, wo alle anderen sind.

Man ist zunächst „zu jung", dann „zu alt". Den Zustand des richtigen Alters hat man nie gekannt.

Eine Form des Genusses, bei der man das rechte Maß nicht verlieren sollte!

Der Verstand kann zum Gefängnis werden – eine hermetisch durch kreisschlüssige Assoziationen abgedichtete reservatartige Einrichtung. Mit Maß genossen ist intellektuelle Beschäftigung aber durchaus lustvoll und danach befriedigend, bringt Schritt für Schritt Trittsicherheit in sachbezogenes Verhalten – wie eine neue Sprosse auf einer endlosen Leiter. Was dabei geschieht? Wir transportieren das konkrete Einzelne in das Allgemeine und machen Gesetze oder leiten zumindest

Regelmäßigkeiten daraus ab. So stirbt das Einmalige neben uns her und wir lassen es hinter uns als Regel oder Gesetz. Ein Uniformierungsvorgang – der Verdauung nicht unähnlich. Der vorgeschaltete Prozess des Auswählens, Kostens, des Kennenlernens mit allen Sinnen und Verschlingens ist der eigentlich lustvolle Teil davon.

Ernst gemeint ist halb gewonnen
Man kann etwas tun im Bewusstsein eines Versuchs oder im Bewusstsein einer entschiedenen Handlung. Täte man im Bewusstsein einer entschiedenen Handlung, was man aus unbedachter Gewohnheit über den Versuch nicht hinauswachsen lässt, wäre der Erfolg ungleich wahrscheinlicher und man selber längst ganz woanders.

Schönheit und Eleganz haben kein Alter
Es gibt eine Uniform des Lebensalters, so wie es eine Uniform der Lebensweise gibt. Manche tragen ihre Uniform genauso unwillig, wie sie als Kinder Mutters „gut gemeinte" und vielfach auch selbst gestrickte Wollpullover trugen. Aber es ist ihnen nicht bewusst, dass man sie ausziehen und hinlegen – wenn schon nicht hinschmeißen – kann, so wie andere das schon als Kinder taten. Unabschätzbar, welche Rückkoppelungseffekte von einer Lebensaltersuniform ausgehen. Man akzeptiert damit das Mehrheitsschicksal, ohne die eigenen Möglichkeiten bedacht zu haben.

Aus meinen Wüstennotizen
Wenn die Tage anfangen, ein beängstigendes Tempo anzunehmen, dann ist zwischen Erwartetem und Eingetroffenem die maximale Übereinstimmung eingetreten – man könnte jetzt eigentlich aufhören weiterzuleben oder man bricht auf in die Wüste (Abb. 24).

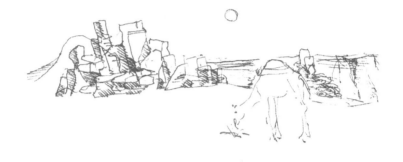

Abb. 24

Schweigen ohne Peinlichkeit ist die Begleitung elementaren Erlebens. Hier ist alles frei von Begriffen wie Eigentum, Nutzungs- recht, Verpflichtung oder anderen Sprachregelungen mensch- licher Kompromissinteressen. So wird jede Empfindung größer, ruhiger und reiner. Jeder Eindruck ist so intensiv und vielfäl- tig, dass die Zeit aufhört zu vergehen (Abb. 25).

Das Wenige, was man hier besitzt, enthält alle Leidenschaft, die sich sonst auf so vieles verteilt. Tee, drei Teppiche in einem ganzen Frauenleben, jeder krumme Ast hat seinen einzig mög- lichen Platz als Zeltstütze und sah im ersten Augenblick nach Brennholz aus.

Vieles verliert hier seinen Eigenwert, hat nicht einmal mehr Tauschwert behalten. Aber du bist geblieben, was du vorher schon gewesen bist.

Jeder Satz dauert seine Zeit, jede Bewegung folgt ganz not- wendig einer anderen. Alles hat sein Maß und seinen Platz in der Folge der Geschehnisse. Man spürt nichts von Arbeit hier und Ruhe da – es ist alles in allem. Das Zelt aufzubauen und Brot zu backen, den Tee zu kochen sind Regelmäßigkeiten wie Atemzüge oder Herzschläge (Abb. 26).

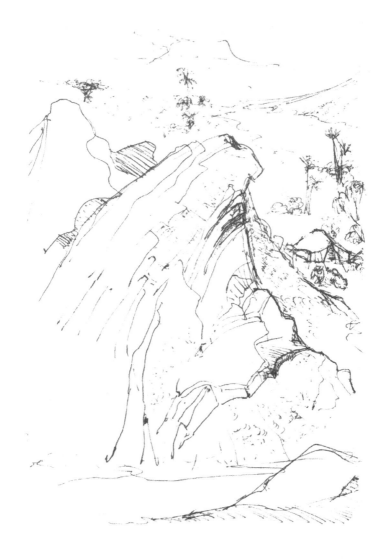

Abb. 25

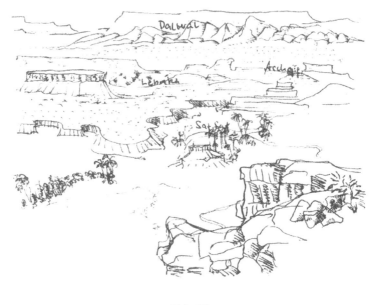

Abb. 26

**Die Vorstellung vom Kranksein
macht die Krankheit zu dem, was sie ist**
Was an einer Erkrankung zum Problem wird, ist oft nicht so sehr
die Beeinträchtigung dadurch, sondern der Vergleich mit dem
Gesunden. Bei einer Frau sind monatliche Regelbeschwerden
nichts, was sie aus der Norm ausgliedert – kommt mit der Zeit
ein Sistieren der Unannehmlichkeiten, so wird das nicht positiv, sondern als Zeichen des Alterns gewertet. Viele Lebens-
vorgänge, die man als physiologisch kennt, weil alle davon
betroffen sind, haben etwas zweifellos Erschreckendes an sich.
Stellt man sich vor, man wäre der Einzige, der jeden Tag auf
die Toilette muss, während das dem Rest der Welt erspart bliebe, man würde sich wahrscheinlich aus Kummer erschießen.
Die Allgemeinheit des Vorgangs erleichtert die Akzeptanz bis
zur Selbstverständlichkeit des Unbegreiflichen.

Gleiches Traumrecht für alle

Die Idee, eine gesellschaftliche Wirklichkeit so umzuformen, dass für alle ein gleiches Recht auf verwirklichte Träume entsteht, hat nicht nur die Realität umgeformt, sondern auch die Träume materialisiert und messbar gemacht – mit dem Ziel, gerechte Verteilung und allgemeine Erschwinglichkeit zu gewährleisten. Man hat so den Menschen fertig formulierte Träume zum Kauf angeboten, zu einem „nice price". Der käufliche Traum hat die terminale Eigenschaft, die einen reicher, die anderen illusionsärmer und die Welt in ungeahnt kurzer Zeit schmutziger denn je zu machen.

Wo unbegrenzt erreichbar wird, was fremde Kalkulation der Phantasielosigkeit als Ersatz anbietet, da verliert alles den Reiz des Unerfüllten, den Stachel der Sünde und das Geheimnis unbetretenen Bodens – der Aufbruch in eine Renaissance der Dekadenz. Denn alle Erfüllungen sind kalkulierbar geworden. Es muss ja wohl Krankheit sein, wenn man das Gefühl nicht los wird, dass einem etwas fehlt, wenn lückenlos beweisbar ist, dass man alles hat. Das „Reich der Sinnlichkeit" in seiner orientalischen Formulierung, wo Genuss gelockt hat – feucht wie eine Auster und rot wie Blut –, da droht jetzt eine Konkretisierung, an der die einen reicher werden und die anderen verzweifeln.

Traumverteidigung als Alltagsübung

Früher war es notwendig, mit „Leib und Leben" das zu verteidigen, was man materiell zum Leben gebraucht hat. Heute muss man sich schützen gegen die Meuchelmörder unserer Träume – Träume, die die Sinnlichkeit in jahrtausendealter Regelmäßigkeit produziert und aus denen alles entstanden ist, was zu Recht Schönheit heißt.

Zwei weitere Feststellungen zur Weltanschauung

Alle möglichen Weltanschauungen sind, solange sie auf Vernunftgründen stehen, Sackgassen, an deren Ende man sich so lange den Schädel einrennt, bis der Verstand daraus verschwunden ist und der kindhaften Gewissheit des Fühlens oder Glaubens oder dem Tod Platz macht.

Es gibt Fluchtwege aus jeder Weltanschauung – so viele, dass das Flüchten an sich schon eine Weltanschauung werden kann. Was hier gesagt wird, betrifft die wenigen, die nicht flüchten, weil sie wissen, dass sie nur eine Sackgasse mit einer anderen vertauschen würden.

Von der unverschämten Lust, sich zu verstecken
Ein Mensch muss Prinzipien haben – ob sie richtig sind oder falsch, wer will das wissen. Prinzipien sind wichtig, um Gewohnheiten daran zu kristallisieren. Gewohnheiten geben dem Individuum mit der Zeit eine gewisse Konturschärfe, die es ihm erleichtert, sozialen Umgang zu pflegen, weil sie sein Verhalten kalkulierbar und ihn selbst abschätzbar macht. Offen bleibt, was in der Tiefe eines gescheiten Prinzipienmenschen wirklich vorgeht. Das ist Freiheit, die Kunst, jedem das Gefühl zu geben, dass man völlig durchschaut werden kann, ohne es je zu sein.

Der Spanische Stiefel
Das Leben wächst in die ihm zur Verfügung stehende Form – zunächst scheint Platz zu sein für alles Mögliche, aber bald berührt man die Form und sie wird zum Spanischen Stiefel. Noch wäre Zeit, ihn aufzuschneiden, aber schon wirken Kräfte, die unmerklich gewachsen und übermächtig geworden sind: Kinder, Berufsgewohnheit, die ersten Wahrnehmungen des Alterns.

Leporellos Erben
Vieles zerstören wir durch die aussichtslose Anstrengung, auf alles vorbereitet zu sein und keinem Glück zu trauen. Die paar wirklichen Misserfolge unseres Lebens machen uns zu Pfahlbaubewohnern, die in der Langeweile ihrer Sicherheit dem Tod entgegengähnen.

Immer wieder neu anzufangen hat wohl das Risiko in sich, dass man wieder scheitern könnte, aber man hat auch den unsterblichen Augenblick der ersten Hoffnung auf Gelingen. Und ohne ihn ist das Leben eine spannungslose Feder, mit ihm eine Feder, die mit Sicherheit im Zustand der Entspannung endet – eben endet. Mut ist die wichtigste Tugend, die dem Leben seine Frische erhält, Tapferkeit ist die Festigkeit im Erdulden. Beides kann man lernen.

Nur jetzt ist jetzt
Es ist wahrscheinlich eine der größten Einsichten in das menschliche Leben, nur den Moment, das Gegenwärtige als real zu betrachten. Was macht diese permanente, lebenszeitverschwendende Oszillation zwischen Zukunft und Vergangenheit? Die ewige Bereitschaft, dem subtrahierten Scheinbild der Erinnerung zu trauen, das alle Unsicherheit, allen Zweifel und den Kleinkram der täglichen Unpässlichkeiten aus der Vergangenheit auswäscht und etwas schafft, das so nicht gewesen ist. Es zuzulassen bedeutet eine permanente Ungerechtigkeit gegenüber der Gegenwart und führt zu einer bangen Hoffnungshaltung der Zukunft gegenüber.

Philosophieren heißt sterben lernen,
Fühlen und Empfinden heißt leben lernen
Das Ziel der Philosophie, den Wert aller Dinge zu relativieren und aus einer neutralen Distanz zu betrachten, ist nicht lange verfolgbar, ohne dass das Motiv zum Weiterleben sich selbst verbraucht. Somit ist philosophieren im Sinne von Montaigne tatsächlich sterben lernen, so wie er es sagt. Hat man sich die Geringschätzung gegenüber Zielen aller Art einmal zur Gewohnheit gemacht, ist jeder Einsatz belastet mit dem Zynismus, sich um etwas zu bemühen, von dessen minderer Bedeutung man gleichzeitig überzeugt ist. Jede Tätigkeit wird zur Zerstreuung in Erwartung des Todes. Es kostet sicher mehr Kraft, täglich diese Paradoxie zu überwinden, als jede Tätigkeit, auf die sich unser Wollen ungeteilt konzentrieren würde. Nur so

sind die Gewaltleistungen anderer Jahrhunderte verständlich, wo man gehandelt hat, anstatt über das Handeln, sein Für und Wider und seine letztendliche Sinnlosigkeit nachzudenken.

Homo Musilien

Der Musil'sche Mensch – auf einmal war er da, bewegungslos eingespannt in ein Kraftfeld der gleichgroßen gegensätzlichen Wirkungsrichtungen, ein Geist, der in maximaler Anstrengung seine Regungslosigkeit als bestmögliches Resultat seines Wirkens aufrecht erhält. Ein Boxer und Schwimmer mit trockener Haut, ewig in Vorbereitung auf den Tag, der niemals kommt. Wo sind die individuellen Einzelleistungen unseres Jahrhunderts, die man vergleichen könnte mit Bach, Michelangelo, Mozart? Nirgends, aber dafür tagelanges Gequatsche darüber, was alles gegen jede Einlassung auf etwas Unrelativiertes spricht.

Die Hast ist der Feind jeder Lust und Liebe

Von allen Übeln ist die Hast das Größte. Hat man nie Zeit, so hat man sie deshalb nicht, weil diese Einstellung zu einem Lebensstil geworden ist. Ist jemand hastig, so zeigt er damit, dass er seine Beschäftigung nicht liebt – würde er sie lieben, so schiene es ihm selbstverständlich, seine Zeit dafür zu verwenden. Was man ungern tut, und dass es das gibt, ist unvermeidlich, sollte immer auch den Aspekt haben, sich einen Wunsch in kleinen Schritten zu erfüllen. Man soll seine Wünsche, seine Leidenschaften nicht der Vernunft und dem Rationalen opfern – die Entzauberung des Lebens vollzieht sich ohnedies schnell genug. Beschleunigt man den Vorgang, so stellt sich die Frage nach dem Sinn nur noch abschlägig, bevor eine gnadenlose biologische Notwendigkeit ohnedies dazu zwingt.

Mehr Dampf!

Die Krise vieler Menschen: Man pubertiert und entfaltet ein paar Interessen, die wild wuchern und ohne System, aber mit dem Gefühl innerer Richtigkeit ihren Weg suchen, der oft genug abseits aller gesellschaftlichen Erfordernisse liegt. Es kommt das Studium oder sonst eine Art von Ausbildung und man wird auf die Schienen von Pflicht und Lohn gestellt. Der Lohn geht auf für Arterhaltung und für das, was uns in der Gesellschaft Geltung sichert: Luxus, konstruierte Bedürfnisse. Man wird älter und in immer häufiger werdenden Augenblicken dämmert der Zweifel an diesem Konstrukt. Aber man läuft wie auf Eisenbahnschienen, und um die Unentrinnbarkeit dieser festgelegten Biographie für immer seltenere Augenblicke zu vergessen, bescheunigt man das Tempo der eigenen Talfahrt mutwillig, wie aus Protest, und zeitweilig auch deshalb, um sich durch den verstärkten Fahrtwind in die Illusion eines Abenteuers zu geben. Bis der erste körperliche Zusammenbruch kommt – man ist krank. Aber auch diese Etappe des Ablaufs haben Gesellschaft und Wirtschaft vorhergesehen und den Weg in die „Lösung" vorgegeben: Man habe auf sich selber vergessen, man habe vieles verdient und sich bisher vorenthalten wie Meditation, Fitnesscenters, Abenteuerurlaube – finanzielle Übergaben von Inhaltsbankrotteuren an die Gesellschaft, Wirtschaft und an die wenigen, die von vornherein neben den Schienen ihren Weg gefunden haben.

Das Gespenstische an Maturatreffen
Einen Tag lang nach dem 20-jährigen Maturatreffen habe ich diese undefinierbare Angst gespürt, die kommt, wenn man sich an die Intensität und innere Leitung eines pubertären Lebensgefühls erinnert, an die folgenden militanten Korrigierungsmaßnahmen, die den Verstand gesellschaftstauglich machen, an die zunehmend spürbare Absurdität der eigenen Funktion, die bis ins Letzte auf die Erfordernis völliger Ersetzbarkeit abgestimmt wurde, und wenn man überlegt und spürt, körperlich spürt, was es hieße, neu anzufangen und also konsequent zu sein. Für viele folgt auf diese Krise bereits der Beginn einer neuen Ablenkung: die zahllosen Krankheiten zum Tod, die aber den existenzgestaltenden Seiteneffekt haben, beständige Themen in ein völlig ereignis- und inhaltsloses Leben zu

bringen – Pausenfüller der zweiten Lebenshälfte gleichsam.
Durch sie werden die kurzen Momente des Glücks zu lustvoll
erlebten Verzögerungsmanövern des nächsten kleinen oder
größeren Unglücks.

Ab zweitausend Meter wird jeder mit sich selber per Du
Für die Ziele oberhalb der Baumgrenze braucht man immer
seltener Verbündete. Gemeinsam, d. h. als ganzer Mensch,
muss man Etappen erreichen, ohne etwas von sich zu verleug-
nen oder zu unterdrücken.

Der Elefant in jeder Maus
Ich glaube, dass die wenigsten Unglücksfälle des Lebens ein
wirklich zutreffendes Korrelat zwischen objektiver Dimension
und subjektiver Reaktion sind. Es ist immer eine fast lächerli-
che Bereitschaft da, jede irgendwie ungünstige Nachricht nach
ungenauer Analyse zu einer Tragödie auszuschmücken. Dass
man damit seinem Leben die Fähigkeit zur Freude nimmt, über
jeden Tag eine Gewitterwolke inszeniert, die sich nie entlädt,
weil sie aus Theatralik, nicht aus Wirklichkeit besteht, entgeht
der üblichen Betrachtung. Keiner berechnet das „Schadensaus-
maß der Vorsicht". In dem Maß, wie es gelingt, jede Gefahr,
jeden möglichen Vorteil einer Änderung der äußeren Umstände
ruhig und nüchtern abzuschätzen, wird das Leben ruhige
Stunden haben, werden Stunden übrigbleiben für Schönheit
und ein unverzügliches Glück.

Kapitel XVII

Glücklich sein erfordert Freiheit und Freiheit Wagnis

Zum Schluss ein zusammengesetztes Hauptwort mit Aufforderungscharakter: Lebe-Wesen!

Bei aller gebotenen Vorsicht gegenüber Vereinfachungen lässt sich behaupten, dass wir unser Leben in der Polarisationszone zwischen Emotion und sprachlichem Bewusstsein zubringen. Eine komplizierte Welt hat es bewirkt, dass der bewussten Reflexion auf allen Wegen der Vorrang gegenüber emotionsbestimmtem spontanem Handeln zufällt, und wir glauben dem, was sich sprachlich beweisen lässt, oft leichter als dem, was wir sehen, spüren, riechen.

Wenn wir aber Emotionen nicht mehr als die Stimme unseres Instinktes hören, sondern sie in den Dienst unseres Verstandes stellen, sie kaum noch zwischen unseren Sprachkonstrukten zulassen, dann verselbständigt und verfestigt sich das Abstrakt-Rationale zu empirielosem formalistischem Lebensbetrieb. Unversehens wurden wir zu blassen Zuschauern unseres eigenen Existierens, das sich plangemäß abspult. Dafür aber ist alles bis Ruhestand und Nachruf vorgeplant und pannensicher organisiert. Angst und Unsicherheit fördern die tausendmal abgesicherte, nach Einheitsverfahren angelegte Konzeption von Welt und eigener Existenz. Eine negative Emotionalität als Grundstimmung wird zum unglückseligen Regisseur einer eingeengten „Lebensphilosophie". Was also sollte man tun?

Unsere Ziele so wählen, dass sie auf kürzeren Wegen erreichbar werden, mindert die Zahl aller störenden Eventualitäten.

Wenn wir alles wollen, auf nichts verzichten können und unter schönem Leben einen stetig steigenden „Standard" verstehen, dann wird das wahrscheinlich unmöglich bleiben. Fragt sich aber, ob man solche Zielvorstellungen tatsächlich braucht. Formulieren wir unsere Ziele als unverzüglichere Lebensbereicherung, als körperliches Glück des Augenblicks, dann gelingt es mit großer Sicherheit, angstfreier zu leben und insgesamt glücklicher zu sein. Emotion als instinktgeleitete Basis von Verhalten und Entscheiden kann wieder vermehrt zugelassen werden, und emotionale Befriedigung erzeugt ein Gefühl von Heiterkeit und steigender Bereitschaft, dem Augenblick und seinen Möglichkeiten zu trauen, sich ihm zu überlassen. Emotionale Erstarrung und die unsichtbaren Käfige, die sie errichtet, sind nicht immer leicht erkennbar, aber nach erfolgreicher Behandlung einer Depression sind die Lebensbetrachtungen des gleichen Menschen oft völlig verändert oder wenigstens neu und lichtvoller bewertet. Wagen wir es zu lieben – es wird dies leichter fallen, wenn diese Liebe zunächst auch klein und unvollkommen sein darf, dafür aber eine heitere Leichtigkeit erhält. Vielleicht wird sie noch wachsen, vielleicht auch nicht – aber in jedem Fall ist sie real und fühlbar. Wir sollten unsere besten Gefühle nicht von nüchternen Planungen ersticken lassen, auch wenn das bedeutet, den roten Teppich beklatschten Erfolges zu verlassen und sich auf die Hochschaubahn einzulassen oder noch besser auf einen gemeinsamen Flug, dessen glückliches Ziel durch gegenseitiges Vertrauen zur Gewissheit wird. Und wenn dann alles in Brüche geht? Liebe ist nicht Abhängigkeit, sondern ein aktives Geben und Freude am Glück des anderen unter Wahrung der Selbstachtung. Und Liebe sollte alles niederreißen, was Enge und Selbstschonung anstrebt, kein „Lebensabschnittspartnerschaftsvertrag" und keine „Einlassung auf Zeit mit beschränkter Haftung" sein. Erhalten wir unsere Selbstachtung und wir werden auch in einer schwindenden Liebe noch etwas Überraschendes erleben – sie hat uns zu größeren Dimensionen des Empfindens und Lebens vorbereitet. Schenken wir unseren

Emotionen positive Aufmerksamkeit – vielleicht werden wir dann vieles von dem nicht mehr wollen, was keiner braucht und alle haben müssen. Wahrscheinlich erkennen wir dann, dass wir nicht mehr nach den Prinzipien weiterleben können, die uns dahin gebracht haben, wo wir jetzt sind – es sei denn, wir wollen da bleiben. Es scheint mir, dass eine reale Entscheidung zu einem neuen Weg meist um vieles leichter ist, als die tausend Erwägungen zu ertragen, die man anstellt, um keinen Fehler zu machen, sich nichts zu vergeben und nur ja überall alles mitzunehmen, was man andernorts noch brauchen könnte. So wird man vielleicht ein braver, eichhörnchenartiger Chronist seines eigenen ewig gestrigen Lebens, aber sicher nicht frei.

Was aber soll man denn tun, wenn bei jeder Gelegenheit die Panik hochkommt und man Sicherheit sucht, egal was sie auch kostet? Nehmen wir zur Kenntnis und nicht als unaufhebbaren Schicksalsspruch, dass eine andauernde Missstimmung nicht in der Fehlerhaftigkeit der Welt ihre Ursache hat, sondern dass sie vielfach einer Melancholie entspringt, die ohne Behandlung als düsterer Regisseur alles zum Trauerspiel und zum Hinterhalt umschreibt.

Wann immer wir so richtig wunderbar verliebt sind, bleibt die Welt ja, was sie vorher war, und doch ist sie – und wir mit ihr – schlagartig anders geworden. Lassen wir also unsere Emotionen für unsere Zukunft sorgen und die Zukunft neu verstehen als eine einfache Reihe intensiver Augenblicke. Vielleicht werden wir so zu anderen Menschen. Heiter, aufgeschlossen, einfach glücklich und bereit, mehr zu vertrauen, mehr zu wagen und zu erkennen, dass gerade die kurzen Wege zum großen Glück führen.

Glossar[*]

1. Limbisches System
Ein entwicklungsgeschichtlich alter Funktionskomplex, der Anteile des Großhirns, des Zwischenhirns und des Hirnstamms einbezieht. Es ist zuständig für eine Reihe von biologischen Reaktionen zur Erhaltung des Lebens und der Gattung. Darunter Gefühle wie Angst, Furcht, Wohlbefinden, Sexualität. Das limbische System ist auch verantwortlich für das Verhalten, welches die genannten Gefühlsregungen gewöhnlich begleitet. Die Schnittstelle hierzu bildet der Hypothalamus. Das limbische System erfüllt auch Teilfunktionen im Kurzzeitgedächtnis.

2. Hypothalamus
Teil des Zwischenhirns, wo viele Impulse von Sinneskanälen, dem limbischen System, aber auch von der Großhirnrinde einlaufen und dort Signalfaktoren freisetzen. Diese gelangen auf dem Blutweg in andere Organe wie die Sexualdrüsen, die Schilddrüse, die Nebenniere und induzieren Produktion und Freisetzung von Sexualhormonen, Schilddrüsenhormonen, Stresshormonen der Nebenniere etc.

---

[*] Enthält nicht nur Erklärungen zentraler Begriffe, sondern auch Kurzinformationen zu Wissenschaftlern und Philosophen, die wesentlich beigetragen haben zur Entwicklung der Neurowissenschaften.

3. Motorische Aktion

Bewusstseinsgesteuerte oder unwillkürliche Bewegung variabler Komplexität. Die Voraussetzung davon ist die Haltung oder Hintergrundmotorik.

4. Vegetativ/autonom

Leistungsform des zentralen und peripheren Nervensystems, wodurch Funktionen gesichert werden, die nicht dem Willen und dem Bewusstsein unterstehen. Dazu gehören die Tätigkeit der Verdauungsorgane, die Bildung von rhythmusgebenden Impulsen des Herzens, die „automatischen" Steuerungen von Blase und Sexualorganen, die Regulierung der Pupillenweite etc.

5. Pawlow, Ivan Petrovich, 1849–1936

Russischer Physiologe, dessen klassisches Experiment am Hund die Konditionierbarkeit von Reflexen nachgewiesen hat. Es wurde dabei gezeigt, dass ein begehrenswertes Stück Futter beim Hund unverzügliche Magensaftsekretion auslöst. Im zweiten Schritt wurde die Darbietung des Futters verbunden mit einem charakteristischen akustischen Signal, und erwartungsgemäß floss wieder der Magensaft. Im dritten Schritt wurde lediglich das akustische Signal gegeben, das Stück Futter blieb aber aus. Der Magensaft floss dessen ungeachtet.

6. Descartes, René (1596–1650)

Französischer Philosoph. Unter anderem schuf er das dualistische Konzept von Geist und Körper, das lange Zeit die abendländische Denkweise und Richtung der Neurowissenschaften bestimmte.

7. Großhirn

Der größte Hirnanteil, besteht aus dem Stirnlappen, Scheitellappen, Schläfenlappen und Hinterhauptslappen sowie der Insel. In der Tiefe des G. liegen als größte Gebilde die Stammganglien (siehe dort) und der Thalamus (siehe dort).

8. **Hirnstamm**

Entwicklungsgeschichtlich alte Struktur an der Basis des Großhirns und in Nachbarschaft der Schädelbasis gelegen. Bildet die Verbindung zwischen Großhirn und Rückenmark. Enthält unter anderem Teile des limbischen Systems (siehe dort) und vegetativ/autonome (siehe dort) Strukturen.

9. **Hirnrinde**

An der Gehirnoberfläche gelegene, in Schichten gegliederte Arbeitsoberfläche, die Sinnesreize empfängt, motorische Antworten ausfolgt und vielfältige Informationen der Außenwelt und des Körperinneren komplex verbindet. Enthält auch große Areale für den Gedächtnisspeicher, besonders das Langzeitgedächtnis.

10. **Schläfenlappen**

Großhirnlappen mit entwicklungsgeschichtlich „modernen" Zurüstungen, die besonders im menschlichen Leistungsspektrum zur Wirkung gelangen. Vermittelt unter anderem die enge Funktionsbeziehung zwischen Handfunktion, Sprache und Aktualgedächtnis. Enthält in seinem vorderen Abschnitt den Mandelkern (siehe unten) und an den inneren unteren Anteilen den Hippocampus (siehe unten).

11. **Stirnlappen**

Vorderer Teil des Großhirns. Beim Menschen stark entwickelt mit Funktionen im Rahmen von Planungsstrategien und Umsetzung von sinnvoll empfundenen Prinzipien und Regeln für das eigene Vorgehen und Verhalten. Bei Stirnhirnschäden kommt es oft zu groben Veränderungen der Persönlichkeitsstruktur mit schwindendem Verantwortungsbewusstsein, Enthemmung oder emotionaler Abstumpfung. Verhaltensprinzipien werden dann zwar erfasst und sind auch sprachlich reproduzierbar, werden aber nicht in das eigene Verhalten einbezogen.

12. Hippocampus = Ammonshorn
Im unteren und inneren Anteil des Schläfenlappens gelegen, Hauptträger des Aktualgedächtnisspeichers, der
gegenwärtige Inhalte erfasst und wahrscheinlich für die
Langzeitspeicherung „transportfest" macht.

13. Mandelkern
Teil des limbischen Systems. Gelegen im vorderen Schläfenlappen. Hier werden Sinneseindrücke mit emotionaler Bewertung und Gewichtung versehen und die Verbindung
zu planungsstrategischen Stirnlappenfeldern sowie zum
Langzeitspeicher in Stirn- und Scheitellappen hergestellt.

14. Scheitellappen
Beim Menschen stark entwickelt, mit Funktionen im Rahmen von Sinnesreizverarbeitung. Die jeweiligen Sinnes-
meldungen werden miteinander zu einer integrierten Information verbunden, die als Grundlage für Erinnerung
und Aktionsplanung dient.

15. Stammganglien
Mehrere große Kerngebiete in unmittelbarer Nachbarschaft
zum Zwischenhirn, bestehend aus dem Linsenkern und
dem Schwanzkern.
Der vordere Anteil des äußeren Linsenkerns und seine Verbindung mit dem Kopf des Schwanzkerns sind bedeutend
in der Umsetzung emotionaler Programme auf motorische
Entäußerungen in Form von Gestik und Mimik oder typisches Kampf- bzw. Fluchtverhalten.

16. Hinterhauptlappen
Großhirnanteil, der vorrangig für die Entschlüsselung von
optischen Reizen verantwortlich ist. Die Analyse beginnt
hier durch die Erkennung von Grundformen wie Linien,
Winkel, Hell-Dunkel-Kontraste. In Zusammenarbeit mit
dem Scheitellappen wird der Ort des Gesehenen im Raum

festgestellt, durch Zusammenarbeit mit dem Schläfenlappen weiter Objektmerkmale wie Farbe, Formdetails etc.

17. **Kraepelin, Emil (1856–1926)**
Psychiater. Direktor der Psychiatrischen Universitätsklinik in Heidelberg, dann in München. Betrachtete die neuroanatomische Basis für psychiatrische Erkrankungen wie von anderen Zeitgenossen vorgeschlagen als spekulativ und in der Praxis unbrauchbar. Stützte sich daher auf eine Krankheitssystematik, die ausschließlich klinische Syndromprofile als Abgrenzungskriterien akzeptierte.

18. **Freud, Sigmund (1856–1938)**
Begründer der Psychoanalyse. Ursprünglich Neuropathologe am Neurologischen Institut in Wien. Empfand jedoch – ähnlich wie Kraepelin – die Schwierigkeiten, für psychische Erkrankungen eine anatomisch-klinische Übereinstimmung zu finden, und entwickelte so eine anatomielose „Seelenmedizin" in der bekannten Form.

19. **Neurotransmitter**
Botenstoff, der von einer Nervenzelle gebildet und an der Synapse (siehe dort) freigesetzt wird, wenn die Nervenzelle einen Aktionsimpuls setzt. Der N. tritt dabei aus der Nervenzelle aus und besetzt Bindungsstellen an der nachgeschalteten Nervenzelle. Diese wird so in einen Erregungszustand versetzt.

20. **Bentham, Jeremy (1748–1832)**
Projektierte ein Prinzip der Regierung des kalkulierenden Verstandes, um den Widerstand gegen eine industrialisierte Gesellschaft effektiver zu bekämpfen, das Panopticon. Die Raumplanung des Panopticon stellte Bentham allgemein als Modell für die Errichtung von Gefängnissen, Fabriken, Schulen, Pflegeanstalten, Spitäler oder Armenhäuser vor.

Alle Baumaterialen des Panopticon, jedes architektonische Element dient der kalkulierten Umformung des Menschen. Der architektonische Apparat mit seinen Prinzipien des omnipräsenten Aufsehers soll „das Individuum" in die Ordnung zurückzwingen. Deshalb muss es erzogen werden. Das Panopticon dient der Umformung der Armen, Kranken und Arbeitslosen, aber vor allem ihrer Nomenklatur und damit einer neuen Betrachtensweise, die ihnen gegenüber in einer industriellen Gesellschaft angebracht scheint.

21. **Meynert, Theodor (1833–1892)**
   Hervorragender Neuroanatom und später Vorstand der Psychiatrischen Universitätsklinik in Wien. Versuchte mit den damals zu Verfügung stehenden Mitteln eine anatomische Grundlage für das Verständnis der Geisteskrankheiten zu schaffen. Sein System wurde z. B. von Kraepelin und Freud als zu spekulativ kritisiert.

Literatur

1. Edmund T. Rolls, The Brain and Emotion. Oxford University Press, Oxford, New York, Tokyo 1999

2. Lyall Watson, Der Duft der Verführung. Das unbewusste Riechen und die Macht der Lockstoffe. S. Fischer Verlag, Frankfurt am Main 2001

3. Wilhelm Weischedel, Die philosophische Hintertreppe. Die großen Philosophen in Alltag und Denken. Deutscher Taschenbuch Verlag, 30. Auflage, München 2000

4. Karl Jaspers, Psychologie der Weltanschauungen. Piper Verlag, München 1994

5. Richard J. Davidson, Anxiety, Depression and Emotion. Oxford University Press, Oxford 2000

6. John Locke, Versuch über den menschlichen Verstand. Nachdruck der Neubearbeitung der C. Wincklerschen Ausgabe (1911–1913). In vier Büchern. Felix Meiner Verlag, Hamburg 2000

7. Paul M. Carvey, Drug Action in the Central Nervous System. Oxford University Press, New York 1998

8. Arthur Schopenhauer, Aphorismen zur Lebensweisheit. Herausgegeben von Rudolf Marx. Adolf Kröner Verlag, Stuttgart 1990

9. Seneca, Von der Selenruhe. Herausgegeben von Heinz Berthold. Inselverlag, Frankfurt am Main 1984

10. Marc Aurel, Selbstbetrachtungen. Übertragen und eingeleitet von Wilhelm Capelle. Alfred Kröner Verlag, 12. Auflage, Stuttgart 1973

SpringerPsychologie

Horst-Peter Hesse

Musik und Emotion

Wissenschaftliche Grundlagen des Musik-Erlebens

2003. X, 199 Seiten. 17 Abbildungen.

Gebunden **EUR 29,80**, sFr 48,–
ISBN 3-211-00649-4

Einflüsse von Klängen auf Psyche und Körper des Menschen sind seit der Antike bekannt. In diesem Band werden sie in einem umfassenden System beschrieben und erklärt. Der Autor gibt Einblicke in Bau und Funktion des Gehirns und erweitert dadurch das Verständnis für dessen bewusste und unterbewusste Leistungen. Auf dieser Grundlage werden die komplexen Einflüsse der Musik auf den Menschen und seine Emotionen erklärt. Ein Schichten-Modell der Persönlichkeit zeigt Möglichkeiten auf, wie heilsame Wirkungen der Musik genutzt werden können.

Das Buch wendet sich an Ärzte, Psychologen, Musiktherapeuten und Studierende in diesen Fachgebieten, darüber hinaus aber auch an interessierte Laien. Fußnoten erläutern unmittelbar die wissenschaftliche Fachterminologie und erleichtern so die Lektüre. Ein ausführliches Sachregister macht das Buch gleichzeitig zum Nachschlagewerk, und das Literaturverzeichnis bietet umfassende Hinweise auf weiterführende Literatur.

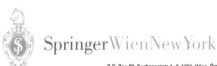

SpringerWienNewYork

P.O. Box 89, Sachsenplatz 4–6, 1201 Wien, Österreich, Fax +43.1.330 24 26, e-mail: books@springer.at, **www.springer.at**
Haberstraße 7, 69126 Heidelberg, Deutschland, Fax +49.6221.345-4229, e-mail: orders@springer.de
P.O. Box 2485, Secaucus, NJ 07096-2485, USA, +1.201.348-4505, e-mail: orders@springer-ny.com
EBS, Japan, 3–13, Hongo 3-chome, Bunkyo-ku, Tokyo 113, Fax +81.3.38 18 08 64, e-mail: orders@svt-ebs.co.jp

SpringerPsychotherapie

Hans Morschitzky

Angststörungen

Diagnostik, Konzepte, Therapie, Selbsthilfe

Zweite, überarbeitete und erweiterte Auflage.
2002. XX, 651 Seiten.
Gebunden **EUR 59,80**, sFr 96,–
ISBN 3-211-83742-6

Angst ist ein menschlicher Gefühlszustand wie Freude, Ärger oder Trauer und hat eine Signalfunktion wie Fieber oder Schmerz. Angst wird zur Krankheit, wenn sie über einen längeren Zeitraum das Leben so stark einengt, dass man darunter leidet. 9 % der Bevölkerung leiden unter einer behandlungsbedürftigen Angststörung, im Laufe des Lebens sind es 15–25 %. Angststörungen stellen bei Frauen die häufigste, bei Männern die zweithäufigste psychische Störung dar.

Der Autor beschreibt anschaulich die 11 Angststörungen nach dem psychiatrischen Diagnoseschema DSM-IV und geht auch auf die diagnostischen Kriterien des international verbindlichen ICD-10 ein. Das Buch bietet einen Überblick über Häufigkeit, Verlauf sowie die biologischen und psychologischen Ursachen der verschiedenen Angststörungen.

Im Mittelpunkt des therapeutischen Teils stehen die Verhaltenstherapie bei den häufigsten Angststörungen, Selbstbehandlungsmöglichkeiten, sowie medikamentöse und pflanzliche Behandlungsmethoden

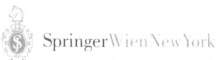

SpringerWien New York

P.O. Box 89, Sachsenplatz 4–6, 1201 Wien, Österreich, Fax +43.1.330 24 26, e-mail: books@springer.at, www.springer.at
Haberstraße 7, 69126 Heidelberg, Deutschland, Fax +49.6221.345-4229, e-mail: orders@springer.de
P.O. Box 2485, Secaucus, NJ 07096-2485, USA, Fax +1.201.348-4505, e-mail: orders@springer-ny.com
EBS, Japan, 3–13, Hongo 3-chome, Bunkyo-ku, Tokyo 113, Fax +81.3.38 18 08 64, e-mail: orders@svt-ebs.co.jp

SpringerPsychotherapie

Hans Morschitzky

Somatoforme Störungen

Diagnostik, Konzepte und Therapie
bei Körpersymptomen ohne Organbefund

2000. XII, 267 Seiten.
Broschiert **EUR 38,–**, sFr 61,–
ISBN 3-211-83508-3

„Sie haben nichts", „Seien Sie froh, dass Sie gesund sind",
„So körperlich gesunde Leute wie Sie findet man selten" –
jeder vierte bis fünfte Patient geht zum Arzt mit körperlichen
Beschwerden, die keine oder keine hinreichende organische
Ursache haben.
Seit 1980 werden sie im amerikanischen Diagnoseschema
DSM unter dem Überbegriff „Somatoforme Störungen" zu-
sammengefasst. Obwohl eine umfangreicher werdende Fach-
literatur vorliegt, haben die neuen Erkenntnisse noch wenig
Eingang in die klinische Praxis gefunden.
Somatoforme Störungen erfordern eine interdisziplinäre Zusammenarbeit von Hausärzten, Fachärzten, Psychologen und
Psychotherapeuten. Das Buch beschreibt die somatoformen
und dissoziativen Störungen mit ihren wichtigsten Beschwer-
debildern und bietet eine allgemein verständliche Zusam-
menfassung der theoretischen und therapeutischen Konzepte
für einen größeren Leserkreis, der über die spezielle Zielgrup-
pe von Psychotherapeuten, Psychologen, Ärzten und übrigem
medizinischem Personal hinausgeht.

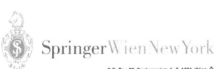

Springer Wien New York

P.O. Box 89, Sachsenplatz 4–6, 1201 Wien, Österreich, Fax +43.1.330 24 26, e-mail: books@springer.at, **www.springer.at**
Haberstraße 7, 69126 Heidelberg, Deutschland, Fax +49.6221.345-4229, e-mail: orders@springer.de
P.O. Box 2485, Secaucus, NJ 07096-2485, USA, Fax +1.201.348-4505, e-mail: orders@springer-ny.com
EBS, Japan, 3–13, Hongo 3-chome, Bunkyo-ku, Tokyo 113, Fax +81.3.38 18 08 64, e-mail: orders@svt-ebs.co.jp

Springer-Verlag
und Umwelt